햇살 같은 밝음과 하늘 같은 푸름으로

늘 건강하시길 빕니다

_____ 님께

_____ 드림

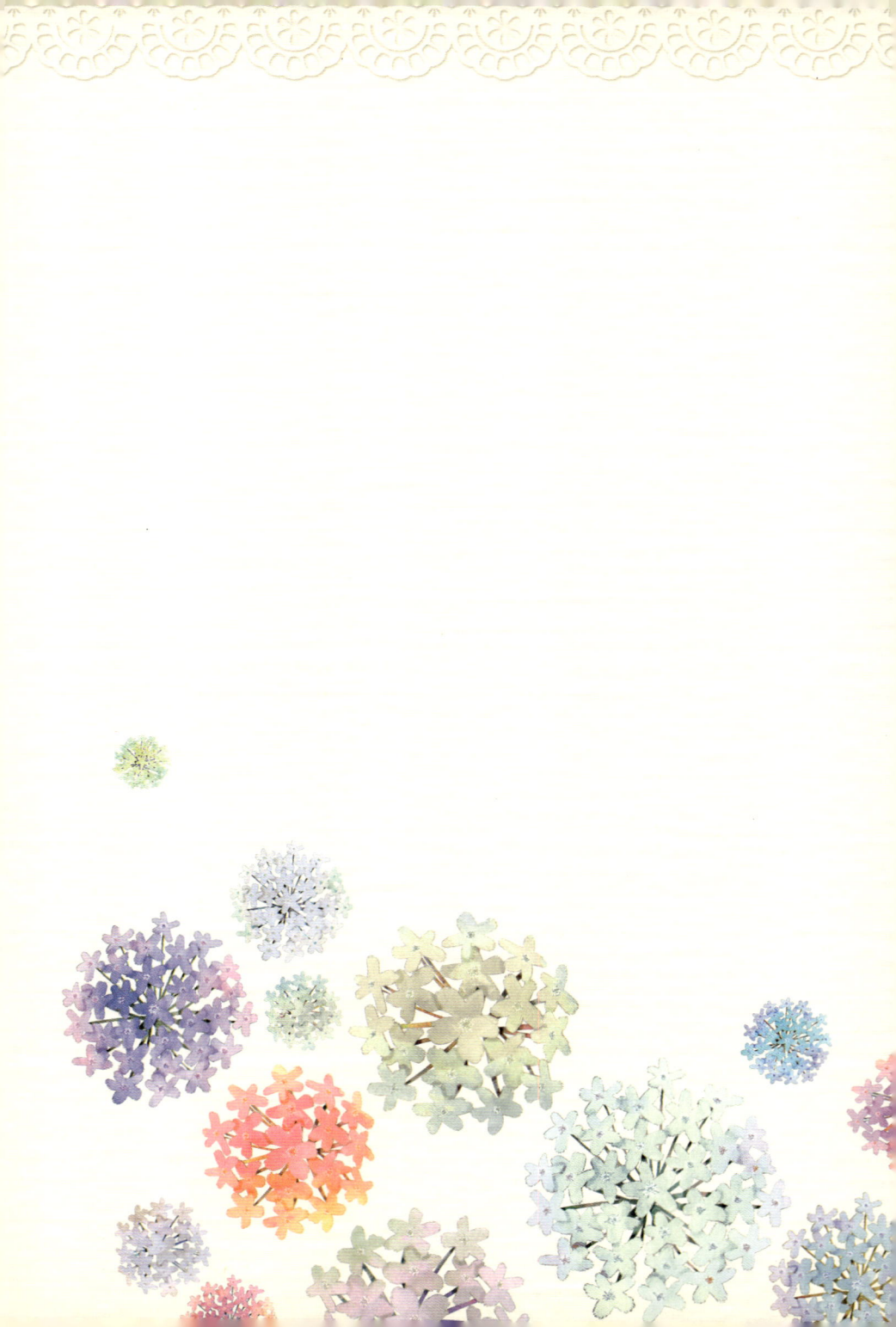

지원스님의
100세
건강법

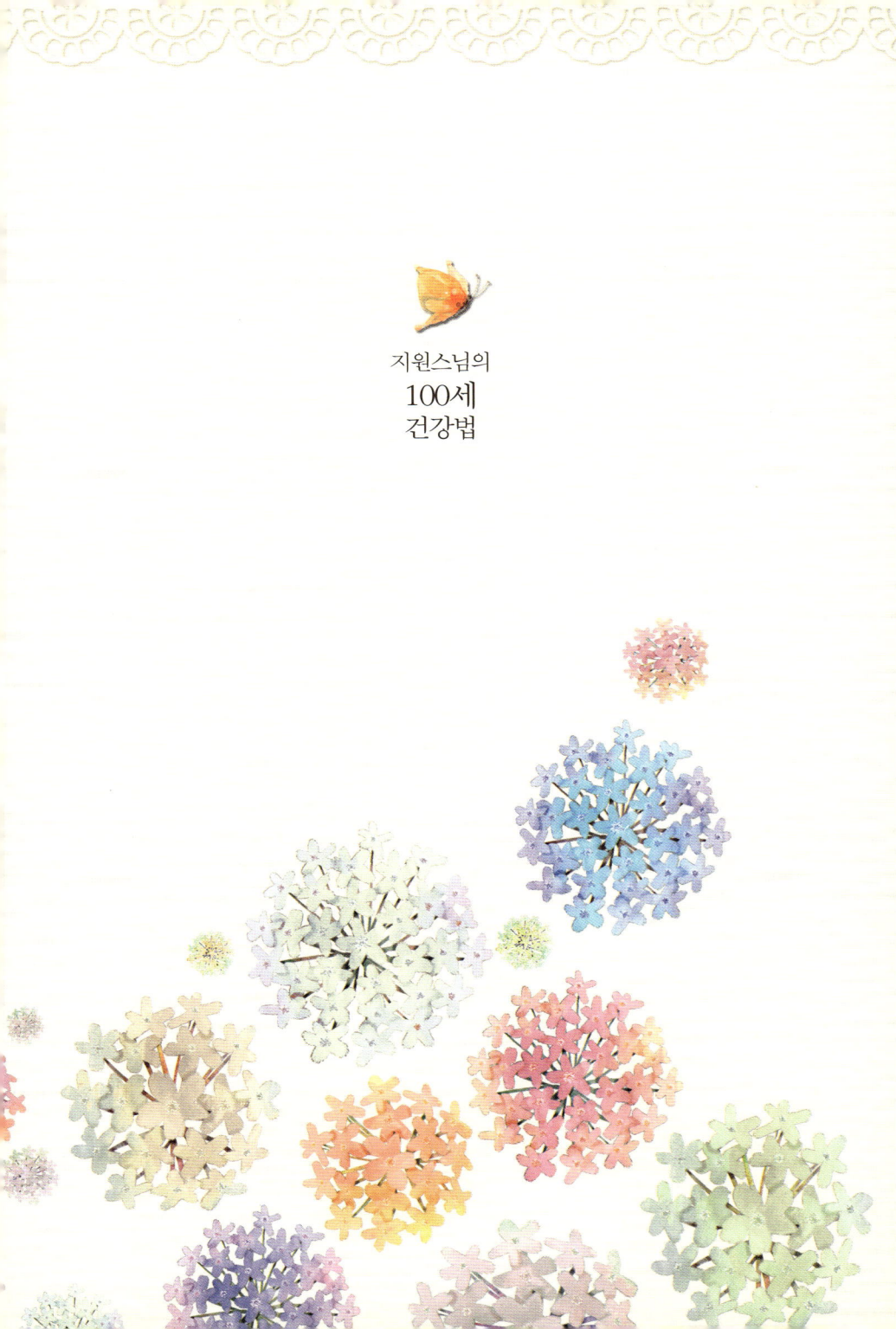

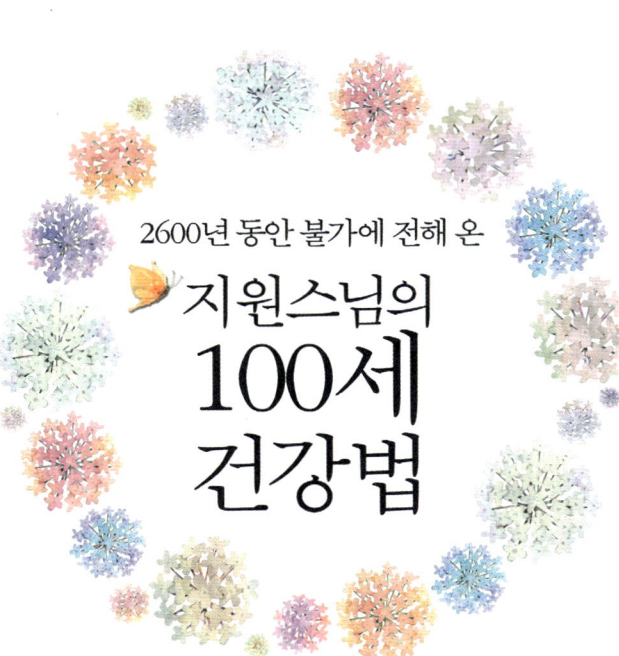

2600년 동안 불가에 전해 온
지원스님의
100세
건강법

㈜고려원북스

이 책을 읽기 전에

3분 동안의 평화로 초대합니다

현대인들은 너무나 바쁘게 살고 있습니다.
밥 먹을 때도 빨리빨리, 길을 걸을 때도 빨리빨리,
하다하다 숨 쉴 때도 빨리빨리입니다.
이 책을 읽기 전, 소란스러운 세상을 비껴
고요와 평화의 품에 몸을 맡겨보십시오.
긴 시간이 필요치 않습니다. 딱 3분이면 됩니다.
우선 자신의 생명 에너지를 느껴보십시오.
지금 살아있다는 증거, 바로 호흡입니다.
호흡이 느껴지면 코로 숨을 길게 들이마신 후
입으로 후후~ 하고 내뱉으십시오.
이것을 3번 반복하면 됩니다.
다음엔 코로 숨을 마신 후 가슴과 배꼽을 거쳐

단전까지 호흡을 끌어당긴 후 멈추십시오.
하나, 셋, 다섯, 일곱, 아홉, 열하나, 열셋, 열다섯……
숫자 하나에 1초의 시간을 할애해 세십시오.
초보자나 호흡이 얕은 분이라면 억지로 참지 말고
열하나나 열셋에서 멈추셔도 좋습니다.
들이쉴 때는 코로, 내쉴 때는 입으로 쉬쉬~ 소리를
내면서 아랫배를 꽉 짜듯 하십시오.
이렇게 딱 3분만 해보십시오.
그 결과는 여러분이 곧바로 느낄 수 있습니다.
몸에서 에너지가 생성되고, 집중력과 기억력이 향상돼
책을 읽어도 더 깊이 읽을 수 있습니다.

차례

이 책을 읽기 전에
3분 동안의 평화로 초대합니다 — 006

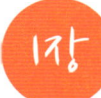 **1장** 비울 것은 비우고
채울 것은 채우고 : 몸이 건강해지는 단식의 원리

몸에도 휴가를 주십시오 … 014
어떻게 굶어야 잘 굶는 걸까요? … 020
스님은 어찌 그리 피부가 좋으신가요? … 025
차면 죽고 따뜻하면 삽니다 … 030
무서운 물, 고마운 물 … 036
물도 음악을 좋아합니다 … 041
어두운 생각이 병을 만듭니다 … 045
늙음의 씨는 마음 밭에 뿌려집니다 … 049
쉬었다고 쉰 것이 아닙니다 … 054

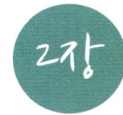

2장 매일 젊어지고 매일 치유되고
: 몸을 정화시키는 호흡과 운동법

몸부터 돌보고, 운동부터 시작하고 … 062
분노와 걱정은 병균보다 해롭습니다 … 066
지금 숨은 잘 쉬고들 계십니까? … 071
호흡에도 원칙이 있습니다 … 075
숨만 잘 쉬어도 병이 치유됩니다 … 078
숲속을 걷는 것만으로도 젊어집니다 … 082
10분만 웃으면 의사가 필요 없습니다 … 087
매일 조금씩 화내는 건 괜찮을까요? … 091

3장 그물에 걸리지 않는 마음
: 마음이 건강해지는 행복과 긍정의 법칙

고통에는 문을 열어주지 마세요 … 098
원하는 것은 마음이 기억하게 하세요 … 102
마음이 죽으면 몸도 따라 죽습니다 … 107
행복하려면 마음의 구름장을 걷으세요 … 112
눈썹과 눈썹 사이, 행복의 안테나가 있습니다 … 116
마음속엔 자석이 있습니다 … 120
극락과 지옥은 한 마음에 있습니다 … 124
아귀는 지옥에만 있지 않습니다 … 128
4가지 그물에 걸리지 마십시오 … 131
마음 공장에서 못 만들 것은 없습니다 … 136

4장 생각 그대로, 말 그대로

: 원하는 것을 얻을 수 있는 성공의 습관

말한 대로 이루어집니다 ··· 140
성공하는 사람은 3가지가 다릅니다 ··· 144
참선의 효과는 놀라울 따름입니다 ··· 148
말 한마디가 부자를 만듭니다 ··· 153
세상이 나를 존중해주지 않거든 ··· 156
다섯 가지 복(福), 다섯 가지 마음 ··· 160
변한다는 것보다 큰 축복은 없습니다 ··· 166
원력은 꿈을 이루는 에너지입니다 ··· 170
지금 이 순간, 인생을 바꿀 수 있습니다 ··· 173

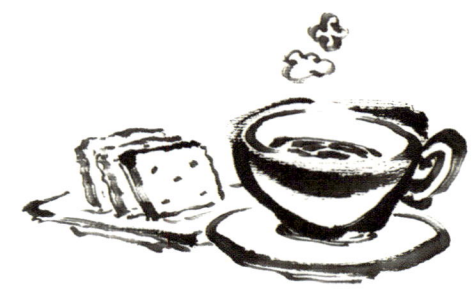

5장 빛나는 지혜의 가르침

: 내 안의 불성을 깨치게 해주는 진리의 말씀

눈을 뜨면 보물창고가 보입니다 … 178
생명의 샘물은 마르지 않습니다 … 182
닮으려 하면 닮아질 것입니다 … 186
나의 정체는 무엇일까요? … 191
모르고 짓는 죄가 더 큽니다 … 194
자비는 동정이 아닙니다 … 198
자신을 다스리는 세 가지 방법 … 203
쉽게 지워지는 사람이 되십시오 … 207

스님의 말씀
모든 중생이 건강하기를, 모든 생명이 행복하기를 — 210

1장

비울 것은 비우고
채울 것은 채우고

몸이 건강해지는 단식의 원리

몸에도
휴가를 주십시오

인류의 역사를 통틀어 보았을 때, 우리 인간은 항상 배가 고팠습니다. 배가 고프지 않았던 시절은 근래 100년, 아니 50년도 채 되지 않습니다. 인류의 역사는 배고픔으로부터 벗어나기 위한 투쟁이었다고 해도 과언이 아닙니다. 그런데 최근엔 현대의 가장 위대한 발견이 '단식요법'이라고 합니다. 가만히 생각해보면 참으로 기막힌 일입니다.

식욕과의 싸움

현대인들의 비만, 고혈압, 암, 지방간 등 성인병은 대부분 과식에서 초래된 것입니다. 100세 이상 장수하는 사람들은 평생 소식小食을 했다는 통계도 이를 뒷받침합니다. 젊고 건강하게 살기 위해 식욕과 싸워야 하는 시대가 온 것입니다.

그럼, 왜 과식이 성인병의 원인이 되는 것일까요?

의학적으로 1kg의 체중이 늘게 되면 1,600m의 혈관이 새로 생긴다고 합니다. 늘어난 혈관은 심장에 부담을 주고, 두뇌가 써야 할 에너지는 늘어난 혈관을 유지하기 위해 차용됩니다. 그러니 신체가 제대로 작동될 리가 없습니다.

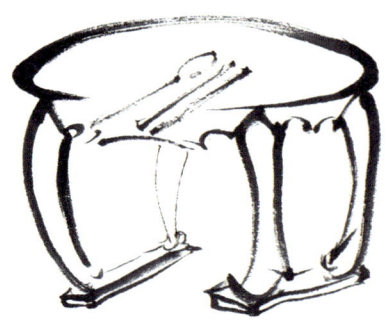

우리 몸속에 쌓이는 것들

또한 과식을 하게 되면 혈액 속에 당분, 중성지방, 콜레스테롤 등이 증가하게 되어 혈액이 탁해집니다. 온몸에 영양소와 산소를 원활하게 공급할 수가 없겠지요. 문제는 그것뿐만이 아닙니다. 현대인들이 섭취하는 음식에는 각종 화학첨가물, 농약, 중금속 등이 가득 들어 있습니다. 우리의 몸은 이런 물질들을 분해하지도, 배설하지도 못합니다. 고스란히 몸속에 쌓이게 됩니다. 결국 체중을 줄이고 나쁜 물질들을 제거하기 위해서는 단식이 필수입니다.

단식의 발견

단식의 효과는 일단 오장육부를 쉬게 해 활력을 충전시키는 것입니다. 또한 노폐물과 독소를 배출시켜 피를 맑게 해줍니다. 요즘 문제가 되고 있는 활성산소를 배출해 노화도 막아줍니다. 수험생은 집중력이 좋아지고, 직장인은 만성피로와 스트레스에서 벗어나게 되고, 마음의 감기라는 우울증도 예방할 수 있습니다.

1박 2일 단식이란

단식의 효과엔 고개를 끄덕이지만, 막상 단식을 하겠다고 나서는 사람은 드뭅니다. 단식은 아무나 할 수 있는 게 아니란 생각 때문이지요. 처음부터 3일 단식, 1주일 단식을 할 필요는 없습니다. 토요일 저녁부터 일요일 점심까지, 1박 2일만 해도 큰 효과를 볼 수 있습니다. 단식이 처음이거나 직장인이라도 부담 없이 할 수 있다는 얘깁니다.

누구나 쉽게 하는 단식

육지장사에서는 단식, 쑥뜸, 온구체험이 포함된 템플 스테이 프로그램을 운영하고 있는데, 단식 프로그램을 할 때 사람들이 가장 힘들어하는 것이 바로 '허기'입니다. 허기의 정체는 뇌의 시상하부에서 느끼는 체내의 당분 부족 현상입니다. 산승은 물과 차, 야채즙을 이용해 허기를 달래는 방법을 씁니다. 스스로 4~5년간 단식을 해오면서 건강을 유지하는 비결을 터득한 것입니다.

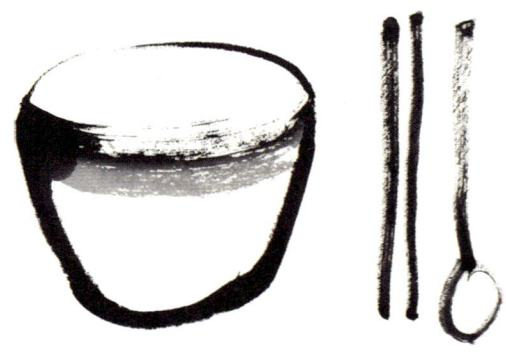

우리는 주 5일 근무하고, 1년에 며칠씩 휴가를 갑니다.
그런데 우리의 위는? 우리의 장은?

놀라운 야채즙 효과

물과 차, 야채즙을 이용한 단식요법의 이론적 배경은 의학적으로도 설명되어 있습니다. 일본에서 단식 클리닉을 운영하고 있는 의학박사 이시하라 유미는 이렇게 말합니다.

"단식을 하면 깜짝 놀랄 정도로 소변이 많이 나온다. 내장이 소화 흡수에 쓰던 에너지를 모두 배출에 쏟기 때문이다. 단식을 통해 노폐물을 배출하면 질병을 예방하고 젊음을 유지할 수 있다."

동안과 노안의 차이

세포와 세포 안에 차 있던 노폐물이 왕성한 소변의 형태로 배출되는 것입니다. 세포의 노폐물은 모든 병과 부종을 일으키는 원인이며 노화를 촉진하는 원흉이기도 합니다. 나이보다 젊어 보이는 사람을 동안, 늙어 보이는 사람을 노안이라고 합니다. 그 차이는 어디에서 나올까요? 몸속 노폐물 배출이 그 해답입니다.

어떻게 굶어야
잘 굶는 걸까요?

고대 그리스의 의학자인 히포크라테스도 단식에 대해 "인간의 장기를 대청소하고 난치병과 만성질환의 원인을 해결하는 유일한 방법"이라고 역설했습니다. 단식 요법은 이미 고대에서부터 행해진 최고의 치료법이었던 모양입니다. 그리고 이것이 우리가 단식을 해야 하는 근본적이며 절대적인 이유이기도 합니다.

먹는 단식, 안 먹는 단식

그럼 단식은 무조건 음식만 안 먹으면 될까요? 그렇지 않습니다. 단식에도 바른 방법이 필요합니다. 일반적으로 단식은 우리가 씹어서 먹는 밥, 고기, 과일 등 고체의 음식물을 섭취하지 않는 것을 말합니다. 단식 중에 적절한 물과 차, 야채즙의 공급은 단식 효과를 더 높여줄 수 있습니다. 장기적인 단식일 경우에는 일부 유동식도 허용되는데, 이때 차와 야채주스를 마셔주면 좋습니다.

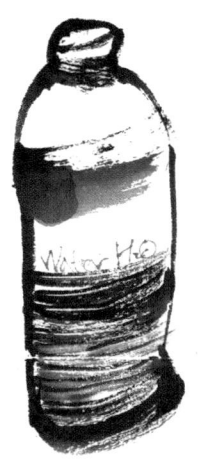

스님과 당근

단식을 하게 되면 온몸이 마른 장작처럼 야위어가는 느낌을 받습니다. 하지만 동시에 뇌의 열이 내리고 심신이 안정 상태에 접어듭니다. 이때 정해진 분량과 횟수만큼 물과 차, 야채즙을 챙겨먹어야 합니다.

1960~70년대만 해도 사찰의 생활은 궁핍하기 이를 데 없었습니다. 곡식이 떨어지면 스님들은 생 당근을 갈아 먹고 허기를 달랬습니다. 그런데 이것이 건강에는 아주 큰 도움이 되었던 것입니다.

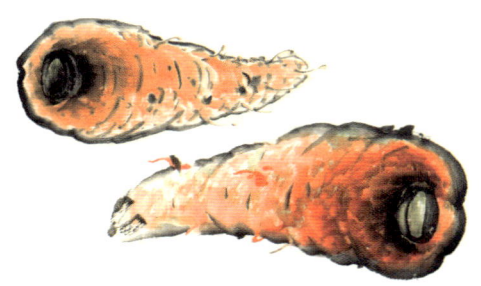

옛날 사찰에 쌀독이 비면, 스님들은 허기를 달래려
생 당근을 갈아 먹었습니다. 스님들은 결국 최고의 단식을 한 셈입니다.

안티-에이징 효과

당근의 붉은 성분은 베타카로틴으로 체내에서 비타민 A로 바뀝니다. 우리의 피부는 나이들수록 거칠어지고 저항력도 떨어져 종기가 나기 쉬운데, 비타민 A는 이런 증상을 막아줍니다. 또한 산성을 중화시키기 때문에 심장과 위장에 이롭고 혈압과 혈당, 혈중 콜레스테롤 수치를 낮춰 고혈압, 당뇨병 등의 성인병을 예방해줍니다. 그 옛날 스님들이 허기를 채우려고 먹은 당근이 알고 보니 장수 식품, 안티-에이징 성분이었던 것입니다.

단식 템플 스테이

다시 한 번 말하지만 단식은 무조건 굶는 것이 아닙니다. 육지장사에서 하는 단식 템플스테이도 우리 몸에 꼭 필요한 음식을 공급하고, 단식과 병행해 쑥뜸과 온구를 활용합니다. 또한 굶는다는 것에 대한 공포와 저항을 최대한 줄일 수 있는 방법도 가르쳐줍니다. 육지장사 단식 프로그램에 한 번만 참석하면, 집에 가서 혼자서도 쉽게 단식요법을 할 수 있습니다.

단식이 끝난 후

단식을 끝내고 나면 어떤 느낌인지 궁금하지 않으십니까?
몸이 한없이 가벼워지고, 머리가 맑아지고, 피로감이 온데간데없이 사라집니다. 몸속에 가득 채워진 활력을 느낄 수 있습니다. 우리 몸에서 자정自淨 작용이 일어나 자연치유력을 높여주었기 때문입니다.

스님의 처방전

오래 살고 싶으십니까?
소식小食을 생활화하십시오.
일주일에 한 번 단식을 하십시오.
어떤 보약보다 운동보다
효과가 좋을 것입니다.

스님은 어찌 그리 피부가 좋으신가요?

어르신들의 피부를 가만히 들여다보면 검은 반점이 많습니다. 이른바 '저승꽃'이 핀 것입니다. 젊은 시절 부모를 봉양하고 자식 키우느라 자신의 몸을 희생한 까닭입니다. 그래서 저는 저승꽃을 보면 눈물이 핑 돕니다.

 천년만년 젊고 싶지만, 노화는 피부에서부터 나타납니다. 우리의 피부는 세포조직으로 이루어져 있는데, 이 세포들은 하루에 수억 개씩 사라지고 새롭게 태어납니다. 나이가 들게 되면 이런 순환의 메커니즘이 잘 작동하지 않게 되어, 생성되는 세포보다 사멸하는 세포가 더 많아지는 것이지요. 그러면 피부는 탄력을 잃고 쭈글쭈글해지게 됩니다.

피부를 위한 단식

이웃나라 일본에서는 단식 열풍이 뜨겁습니다. 특히 2~3년 전부터는 단식이 피부 미용에 좋다는 의학적 소견이 발표되어, 젊은 여성들까지 단식 행렬에 동참하고 있다고 합니다.

사실 한 달에 한 번씩, 1박 2일 단식만 해도 피부가 몰라보게 깨끗해집니다. 단식이 위와 장 등 소화기관에 있는 독소를 제거시켜 피부가 원래의 건강한 상태로 돌아가기 때문입니다.

피부조직이 갖고 있는 단백질 성분, 콜라겐은 피부 탄력과 관계가 깊습니다. 단식을 하게 되면 우리 몸에 있는 불필요한 수분을 배출시켜 아미노산 생성을 촉진시키는데, 이때 콜라겐이 다량 합성되어 팽팽하고 젊은 피부로 만들어주는 것입니다. 이렇게 단식의 효과는 피부에 직접적으로 나타납니다.

1억짜리 피부관리 못 받는다고 억울해 마십시오.
돈 한 푼 안 들이고 그것보다 훨씬 효과 볼 수 있는 방법이 있으니까요

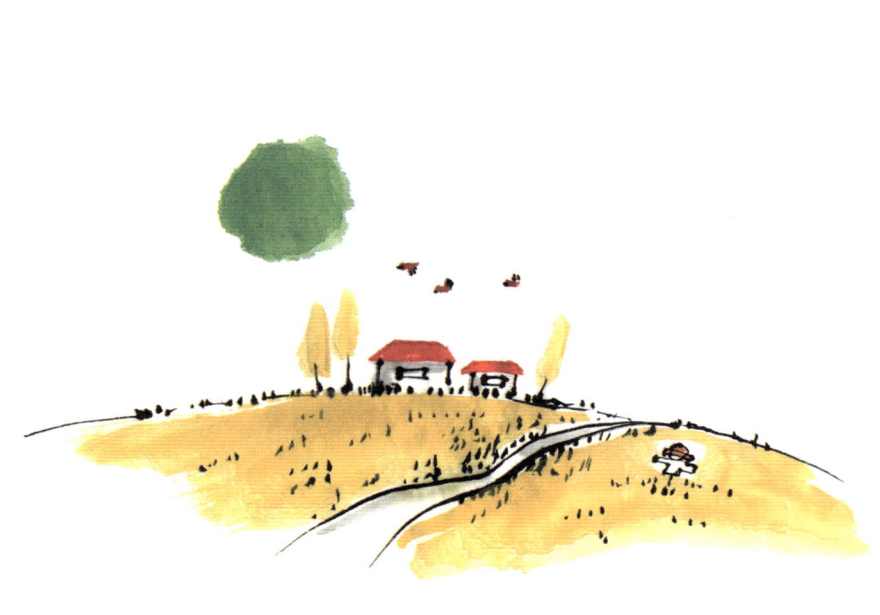

단식의 부작용

그럼, 무조건 굶기만 한다고 단식이 되고 20대처럼 피부가 고와지는 걸까요? 절대 그렇지 않습니다. 제대로 단식을 하지 못하면 피부미용은 고사하고 큰 병에 걸릴 수도 있습니다. 단식이란 체내에 수분과 전해질을 공급하는 것을 제외하고 열량이 높은 음식을 먹지 않는 것을 말합니다.

단식을 하면 모든 영양소, 특히 단백질이 부족해지므로 저혈압이나 통풍, 담석증, 케톤증과 같은 부작용을 초래할 수 있습니다. 그래서 반드시 전문가의 도움이 필요합니다.

피부 트러블이 사라지다

육지장사의 템플 스테이 단식 프로그램도 이를 매우 중시하고 있습니다. 그동안 육지장사에서 단식을 체험하신 분들은 입을 모아 이렇게 말합니다. 살을 빼려고 단식을 했는데, 얼굴의 잔주름, 뾰루지, 잡티가 사라지고 윤기가 흐르는 등 생각지도 않았던 효과까지 보았다고. 산승 역시 꾸준히 단식을 해서 그런지, 이순이 훨씬 넘은 이 나이에도 피부 좋다는 얘기를 듣습니다.

단식 후 주의할 것

그런데 여성들이 살을 빼거나 피부 미용을 위해 단식을 하다가 오히려 체중이 증가하는 경우도 있습니다. 몸이 위기 상황이라 판단해 열량 소모를 최소화하고 지방을 아껴 쓰기 때문이라고 합니다. 단식 후, 이전과 같은 열량을 섭취하게 되면 급격히 체중이 증가하고 피부도 거칠어지는 것입니다. 따라서 단식은 반드시 올바른 방법으로 해야 합니다.

차면 죽고
따뜻하면 삽니다

* 정말 많이 먹어서 비만이 될까요?
* 그런데 똑같이 먹어도 찌는 사람은 찌고 마르는 사람은 마르는 이유는 뭘까요?
* 혹시 다른 이유가 있는 건 아닐까요?

공허감, 상실감이 범인

살다 보면 수없이 엮이는 인연도 스트레스, 일도 스트레스, 심지어 놀이도 스트레스입니다. 인체가 스트레스에 저항하는 방법은 간단합니다. 정신적 공허감과 상실감을 육체적으로 보상하려는 것입니다. 뇌는 우리 몸에게 음식을 과도하게 섭취하라고 지시를 내립니다. 날이 갈수록 체중이 불어나는 것은 당연한 일이고 피부도 거칠어지고 계단을 오르내리는 것도 힘들어질 정도로 체력이 떨어집니다.

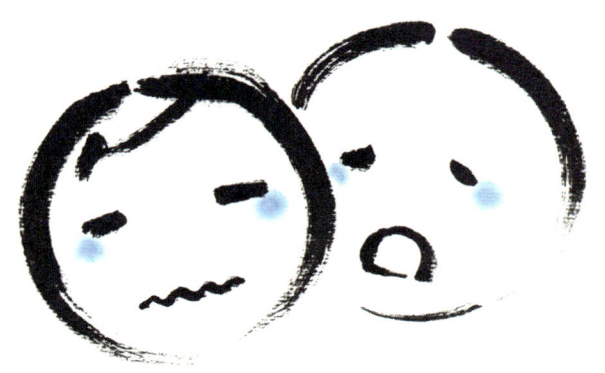

그 뿐만이 아닙니다. 과식을 하게 되면 몸의 에너지는 오직 소화 흡수에만 사용됩니다. 몸의 면역체계를 지키고, 생리상태를 균형 있게 유지하는 데 쓰일 에너지가 음식물 소화에만 쓰이므로 급속도로 몸이 나빠지고 질병에 걸릴 위험도 커집니다.

따뜻하거나 뜨끈하거나

그러면 어떡해야 이렇게 무서운 비만을 일으키는 스트레스에서 벗어날 수 있을까요? 이 글을 읽는 여러분들은 모두 이런 경험이 있을 것입니다. 손가락 하나 움직일 수 없을 정도로 지쳤는데, 따뜻한 물속에 몸을 담그고 나니 놀랍게도 몸이 가뿐해졌다거나, 뜨끈한 구들장 위에서 한숨 자고 났더니 피곤이 싹 풀렸다거나…… '따뜻' 그리고 '뜨끈', 이 단어들 속에 비밀이 숨어 있습니다.

체온 1도의 선순환

체온을 1도 올리면 병에 걸리지 않는다느니, 암은 냉증冷症이라느니 하는 얘기를 많이 들어보았을 것입니다. 전적으로 옳은 말입니다. 몸의 체온이 낮아지면 신진대사가 나빠지고 혈액순환이 원활하지 못합니다. 순환이 나빠져 생기는 어혈은 신경통과 관절염부터 시작해 각종 병을 일으키게 되지요.

　차가운 몸을 따뜻하게 만들어주면 세포와 세포 사이에 정체돼 있는 잉여 수분과 노폐물이 배출되고, 순환이 원활해지면서 면역력이 증강되는 선순환이 시작되는 것이다.

100살까지 건강하게 살고 싶다면,
몸도 마음도 따뜻한 사람이 되십시오.

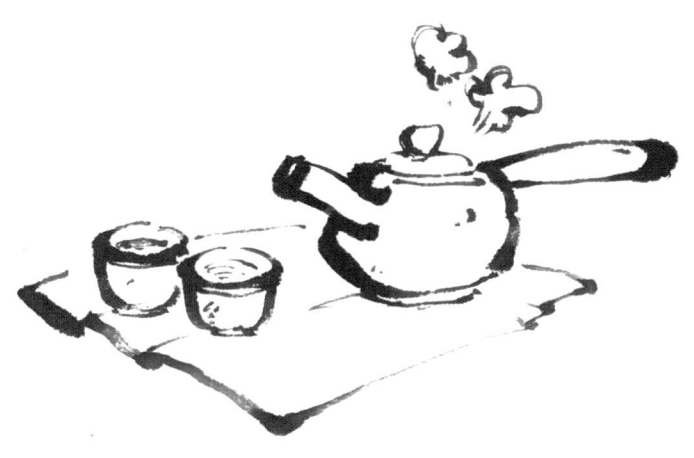

온돌방의 원리

육지장사에서 사용하고 있는 쑥뜸 온구(溫灸)는 바로 이런 원리를 이용한 것입니다. 쑥뜸 온구란 전통 방식의 온돌방에 누워 쑥뜸을 받는 요법을 말합니다. 육지장사의 쑥뜸 온구는 조금 특별합니다.

쑥뜸은 쑥에 홍차와 보이차와 생강차를 섞어서 사용하는데 육지장사만의 비법이라 할 수 있습니다. 이 방법은 산승의 오랜 경험에서 나온 것입니다. 육지장사의 온구는 옥돌과 게르마늄으로 만들어져 있습니다. 세계의 의학자들도 게르마늄의 치유 효과에 관심을 가지고 있다고 합니다. 임상학적으로도 각종 암과 스트레스, 고혈압, 신경통에 효과가 있음이 입증되었습니다.

몸이 날아갈 듯

쑥뜸 온구 요법을 하게 되면, 무엇이 좋아질까요? 육지장사에 다녀간 분들의 의견을 정리하면 이렇습니다. 남성들은 남성의 상징인 에너지정력가 넘치고 전립선 비대증과 발기부전에도 효과가 있었다고 합니다. 여성들은 자궁근종과 냉대하에 치유효과가 있었다고 합니다. 따뜻한 온구에서 하룻밤 자고 났더니, 온몸의 신경통이 다 사라지고 몸이 날아갈 것 같다는 분들도 계셨습니다.

단식을 하면서 쑥뜸 온구 요법을 병행하면 그 효과는 몇 배로 좋아지게 됩니다.

무서운 물, 고마운 물

우리가 하루에 먹는 것 중에 가장 많은 양을 차지하는 것은 무엇일까요? 아마 공기와 물일 겁니다. 건강을 위해 하루 2리터의 물을 마셔야 한다는 얘기가 있는데, 사실 물의 양도 중요하지만 질도 못지않게 중요합니다.

물의 여행

우리가 먹는 물은 긴 여행을 합니다. 시냇물로 흐르다가 강으로 바다로 가서, 하늘로 증발해 구름이 되고, 마침내 비가 되어 내리지요. 식수는 기본적으로 빗물입니다. 그런데 비는 낙하하면서 다양한 물질을 흡수하게 됩니다. 칼슘, 마그네슘, 철, 구리, 규소 등의 무기 미네랄을 함유한 물이 되는 겁니다. 그런데 이런 무기 미네랄 식수가 성인병의 원인이 된다는 것을 모르는 사람들이 의외로 많습니다.

나쁜 미네랄, 좋은 미네랄

미네랄엔 2가지가 있습니다. 무기 미네랄과 유기 미네랄이 그것입니다. 무슨 차이냐고요? 엄청난 차이가 있습니다. 무기 미네랄은 우리 몸에서 흡수를 못 하는 것, 유기 미네랄은 위와 장에서 흡수가 가능한 것입니다.

만약, 사람이 하루도 빠짐없이 무기 미네랄이 든 물을 마시면 어떤 일이 일어날까요? 우리의 몸은 무기 미네랄을 제거하기 위해 장의 내벽에 얇은 막을 형성하는데, 이는 시간이 지날수록 두꺼워져 배설작용이 원활하게 되지 않습니다. 변비의 원인이 되고, 병증으로 나타날 수 있습니다.

또한 배설되지 못한 무기 미네랄은 혈관에 쌓이게 되어 관절염, 동맥경화, 폐기종을 유발하며 안구에도 쌓여 백내장의 원인이 됩니다. 신장과 담낭의 결석을 만들고, 심장에 축적되어 심장질환을 일으킵니다.

무서운 물

이번엔 뇌로 가 볼까요? 뇌에는 크고 작은 혈관이 많고 뇌의 혈류血流는 다른 기관보다 매우 빠르다고 합니다. 뇌에서 요구하는 산소량은 몸 전체의 20%에 달합니다. 무기 미네랄과 각종 오염물질이 든 물을 마시면 뇌 속의 미세혈관이 막혀 뇌세포에 영양과 산소를 공급하지 못하고, 급기야 뇌경색까지 일으키게 됩니다.

한마디로 우리는 매일 같이 이렇게 무서운 놈들이 들어 있는 물을 마시고 있는 겁니다.

채소, 과일의 비밀

지금쯤 여러분들의 머릿속엔 유기 미네랄이 든 물을 찾아 마셔야겠다는 생각이 가득할 테지요. 그런데 그런 물은 어디에 있을까요? 슈퍼에 있을까요? 아닙니다. 무기 미네랄을 유기 미네랄로 바꿀 수 있는 존재는 식물뿐입니다.

　무기 미네랄이 든 빗물이 대지를 적시면, 식물들은 뿌리를 통해 그것을 듬뿍 빨아올립니다. 식물의 조직세포는 무기 미네랄을 유기 미네랄로 바꾸는 작업을 합니다. 이것이 바로 자연의 섭리攝理입니다. 인간은 식물의 수분을 통해서 미네랄을 흡수하게 만들어진 존재란 얘깁니다. 그런데 안타까운 것은 현대인들의 채소, 과일 섭취가 갈수록 줄어든다는 사실입니다. 채소, 과일만 잘 챙겨 먹어도 웬만한 질병은 예방할 수 있습니다.

하루에 8잔의 물을 마셔야 한다고요? 아닙니다.
반드시 좋은 물 8잔을 마셔야 합니다.

장수의 비결

어쨌든 가장 좋은 물은 무기 미네랄과 화학물질에 오염 되지 않은 자연 그대로의 물입니다. 식수는 하늘에서 내리는 빗물이니까, 어쩔 수 없다고 생각하십니까? 하늘에서 내리는 빗물이라고 다 똑같은 빗물이 아닙니다. 아마존 열대우림에 내리는 빗물과 뉴욕 맨해튼에 내리는 빗물은 완전히 다를 것입니다.

세계적으로 유명한 장수촌은 도시에 있지 않습니다. 오염되지 않은 청정지대에 위치하고 있습니다. 또 산속에서 수행하는 스님들 역시 장수하는 경향이 있습니다. 장수하는 분들의 혈관을 검사하면 동맥내벽이 깨끗하고 탄력을 유지하고 있다고 합니다. 아마 오염되지 않은 물을 마셨기 때문일 것입니다.

좋은 물의 효과

좋은 물을 꾸준히 마시게 되면 전신의 기능이 개선됩니다. 심장과 신장은 물론이고 시력, 청력까지도 좋아집니다. 뇌 기능이 좋아져 치매에 걸릴 일도 없습니다. 그러니 건강한 삶을 유지하는 기본 조건은 좋은 물임을 명심해야 할 것입니다.

물도 음악을 좋아합니다

 일본의 에모토 마사루 박사는 8년간의 긴 연구 끝에 물을 얼려 그 결정체結晶體를 촬영하는데 성공했습니다. 그는 갖가지 물을 촬영해 비교해 보았습니다.
 염소 소독을 거친 수돗물은 원래 물이 가지고 있던 완벽한 구조가 파괴되어 깨끗한 결정체를 찾아볼 수 없었다고 합니다. 산사에 흐르는 계곡물은 아름다운 결정체를 형성하며, 마치 살아 움직이는 것처럼 보였다고 합니다.

물에게 말 걸기

놀라운 사실은 또 있습니다. '감사합니다. 고맙습니다'라는 글자를 보여 준 물은 스스로 아름다운 육각형 결정체를 만들었던 것입니다. 반대로 '망할 놈'이라는 글자를 보여준 물은 그 결정체가 제멋대로 흩어져 찌그러져 있었다고 합니다. 바로 물이 의식을 가지고 있다는 증거입니다. 심지어 물은 음악도 들을 줄 안다고 합니다.

베토벤과 모차르트의 차이

베토벤의 '전원교향곡'을 들려준 물은 밝고 상쾌한 곡조에 어울리게 잘 정돈된 상태의 결정체가, 모차르트의 교향곡을 들려준 물은 화려하고 아름다운 결정체를 보여주었습니다. 마사루 박사는 이 연구를 통해 물도 사람처럼 마음을 읽고 반응을 보내는 살아있는 생명체란 결론을 내렸습니다.

내 몸 안의 물

인간의 몸은 70%가 물이라고 하지요.

혈액과 체액의 형태로 존재하는 이 물도 아마 위의 실험과 똑같이 반응할 것입니다. 누군가 나에게 "망할 놈"이라고 하면 내가 화나기 이전에 내 몸 안 구석구석에 있는 물들의 결정체가 찌그러진다는 의미입니다. 좋은 말을 쓰고, 좋은 음악을 듣고, 마음을 즐겁게 유지해야 할 이유가 여기에 있습니다.

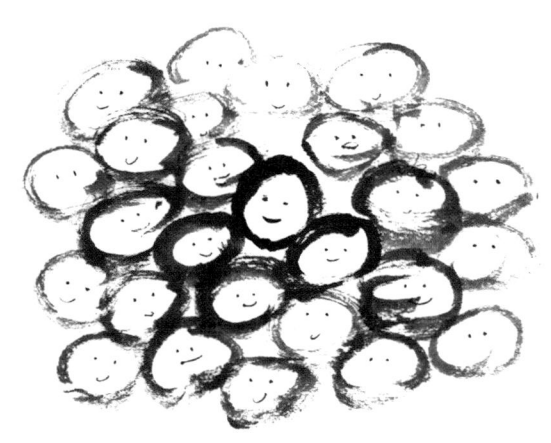

오늘부터 물 한 잔 마실 때마다 "고맙습니다"라고 말하십시오.
물의 구조가 바뀌는 기적이 일어납니다.

물과 우리는 한몸

모든 생명체에게 깨끗한 물은 절대적으로 필요한 요소입니다. 그런데 인간이 함부로 버리는 오염물질들은 물의 의식을 왜곡시켜, 결국엔 스스로 건강을 해치고 수명을 단축하는 위기를 초래합니다. 더욱이 우리가 함부로 사용하고 있는 말과 글은 같은 인간뿐 아니라 다른 생물, 미생물, 무생물에까지 영향을 미치고 있습니다. 굳이 물의 결정체 실험을 인용하지 않더라도 세상의 이치가 그러합니다.

좋은 물을 많이 마시면 지방을 분해시키는 대사작용이 활발해지므로 다이어트에 매우 효과적입니다. 위와 장의 활동을 촉진시키므로 뇌경색, 심장병, 치매 예방에 좋고 면역기능도 강화됩니다. 피부가 깨끗해지는 것은 두말할 필요가 없습니다.

어두운 생각이
병을 만듭니다

모든 생명체는 대자연의 은혜를 무한 공여供與받으며 생명을 유지하고 있습니다. 우리의 몸은 대우주의 분신이며, 이는 거역할 수 없는 진리입니다. 몸이 건강하다는 것은 대자연의 법칙과 조화를 이루며 살고 있다는 증거입니다.

인간의 몸은 우주만유의 네 가지 원소인 지수화풍地水火風으로 이루어져 있으며 법신불法身佛의 큰 지혜와 자비, 그리고 서원으로 장엄莊嚴된 실체입니다. 내가 우주이고, 우주가 곧 나입니다.

늘 행복한 사람

그러니 우리는 이 세상에 존재하는 모든 것에 감사하는 마음을 지니고 살아야 합니다. 뭇 생명들을 사랑하고 자비의 보살도를 실천해야 합니다. 그러면 저절로 마음이 맑아지고 건강이 좋아지게 됩니다. 주위에 항상 활기차고 행복한 사람들이 있습니다. 그들은 분명히 자비심이 충만한 사람들일 것입니다. 우리가 그렇게 바라는 행복은 감사하는 태도에서 나온다는 것을 잊지 마십시오.

표정이 행복의 척도

한 가정의 행복지수를 대변하는 것이 있으니, 바로 주부의 표정입니다. 항상 웃음을 짓고 밝게 사는 사람은 주변 환경조차 유쾌하게 바꿉니다. 미소는 마음의 병을 치료하는 보약이며, 다른 사람도 행복하게 만드는 신비한 힘을 갖고 있습니다.

마음엔 불을 켜고, 얼굴엔 미소를 띠우십시오.
오래 된 병도 저 멀리 도망갑니다.

웃는 연습

오랫동안 찡그린 표정만 지어서 아예 우울한 인상으로 변해버린 사람들도 있습니다. 만약 그렇다면 안방과 거실, 일터의 책상 위에 거울을 놓고 혼자서 미소 짓는 연습을 해보십시오. 처음엔 억지로라도 좋습니다. 하루 이틀 지나다 보면 어느새 자신의 표정이 변하고 있음을 알 수 있습니다.

누군가는 웃는 연습만 했을 뿐인데, 주변 사람들의 평가가 달라지고 신경성 위장병이 치유되었다고 합니다. 어쩌면 우리 몸의 병은 우리 스스로 만드는 것인지도 모릅니다.

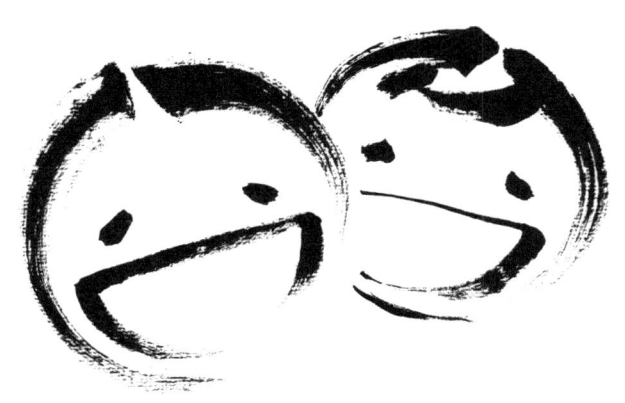

스스로 치유하다

우리에겐 무한한 능력이 있습니다. 비로자나 법신불의 서원에 의해 주어진 생명력이 큰 힘으로 작용하기 때문입니다. 잠재된 생명력을 일깨워주기만 하면, 그 어떤 불치병도 스스로 치유할 수 있는 힘이 있습니다.

그런데 잠재된 무한 생명력을 불러일으키기 위해 절대적으로 필요한 것이 있으니 '밝고 밝은 마음'입니다.

아는 만큼 건강해진다

부처님께서는 '본디 인간에게 병은 없다'고 하셨습니다. 그럼 병은 어디서 만들어진 걸까요? 바로 인간의 마음입니다. 우리의 어두운 생각이 병을 만들고 키우고 있다는 것을 아는 것이 건강의 지름길입니다.

늙음의 씨는
마음 밭에 뿌려집니다

미국에서 화제가 되었던 사건을 소개합니다.

상원의원을 지낸 H씨가 자신의 70세 생일에 자살을 했다는 내용이었습니다. 그의 옆에는 메모 한 장이 남겨져 있었다고 합니다.

"오슬러 박사의 학설에 따르면 인간의 수명은 70세가 정명 定命이다. 즉 지상에서 인간의 임기가 끝난 셈이다. 나는 이제 더 이상 살 이유가 없으므로 이 세상을 떠날 것이다."

인간의 수명은 70세?

오슬러 학설은 인간의 수명은 70세가 한계라고 주장합니다. 인간은 70세가 되면 사회의 무용지물이 되고, 가족들로부터 성가신 존재가 된다는 것입니다. 오늘날 급증하고 있는 자살의 원인이 우울증과 강박관념 때문이라는 사실을 떠올리면 묘하게 겹치는 부분이 많습니다.

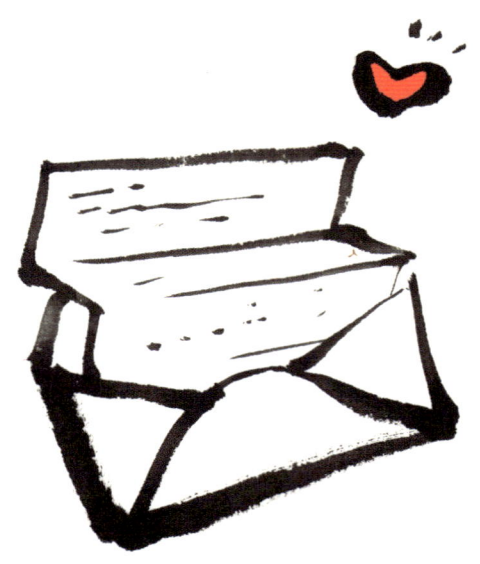

100미터 육상선수처럼

우리는 자신도 모르게 마음의 지배를 받고 있습니다. 자신이 요것밖에 없다고 믿으면 요것만큼의 힘만 발휘할 수 있습니다. 자신이 요만큼 살 수 있다고 생각하면 요만큼의 수명밖에 누릴 수 없습니다. 마치 100미터 육상선수 같습니다. 그는 200미터, 1000미터는 상상조차 하지 않습니다.

마음의 힘은 엄청나서 아무도 그것을 꺾을 수 없습니다. 자신이 정해 놓은 한계를 넘어서는 방법은 자신의 마음을 바꾸는 방법 뿐입니다.

자신이 정한 규칙

H씨의 사례처럼 70세가 한계 수명이라고 믿게 되면, 우리 몸은 스스로 정해 놓은 규칙을 따르려고 작동합니다. 자살이라는 극단적인 방법을 동원해서까지 그렇게 합니다. 마치 누에가 자신의 입에서 뽑아낸 고치에 갇히듯이 말입니다.

'제 아무리 발버둥쳐도 100살까진 못 살 거야, 이 세상에 늙지 않는 사람은 없어' 등과 같은 마음이 동하면 그 생각과 똑같은 삶을 살게 됩니다.

거꾸로 생각하기

이런 원리를 이해하면 늙지 않고 병들지 않고 건강하게 살 수 있습니다.

모든 징후들은 육체에 나타나기 전, 마음에 먼저 나타나기 때문입니다. 나도 늙을 것이란 생각은 육체의 늙음으로 나타나고, 나이 들면 병들 것이란 생각은 육체의 질병으로 나타납니다.

거꾸로 생각해 볼까요? 나는 젊음에 넘친다는 생각은 육체에 활력으로 나타나고, 나는 세상에 유익한 존재라는 생각은 성공과 성취로 나타날 것입니다. 주변을 보면 바른 생각을 갖고 있는 사람, 건전한 생활을 하는 사람이 장수한다는 것을 알 수 있습니다. 대체로 종교인들의 평균수명이 긴 것도 이런 이유일 것입니다.

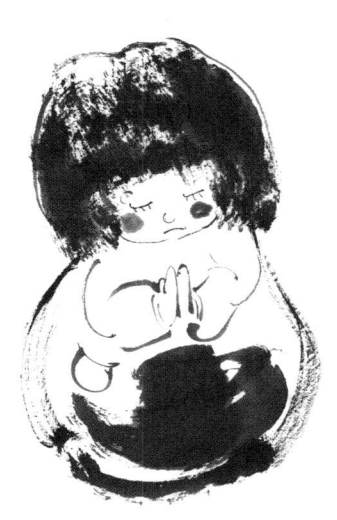

누에는 자신이 뽑은 고치 속에 갇히고,
사람은 자신이 정해 놓은 한계 속에 갇힙니다.

쉬었다고
쉰 것이 아닙니다

한국 사람들은 부지런하고 열심히 일하기로 유명합니다. 그런데 무조건 열심히 많은 시간을 일한다고 생산성이 높을까요? 적절한 휴식을 취했을 경우, 오히려 생산성이 더 높았다는 통계자료가 많습니다.

  이는 사람에게만 해당하는 것이 아닙니다. 동식물도 그렇고 무기물과 유기물들도 그렇습니다. 심지어 기계의 생산 효율까지도 그렇다고 합니다.

가짜 휴식

그런데 휴식에 대해 오해하는 사람들이 있습니다. 육체적으로 아무것도 하지 않는 것을 휴식이라고 생각하는 겁니다. 만약 어떤 사람이 소파에 늘어져 꼼짝 않고 있다고 합시다. 그런데 그의 머릿속엔 다음날 출근해서 해야 할 일에 대한 짜증이 가득하고, 물가가 오른다는 뉴스에 화가 치밀어 오르고, 아이 성적 때문에 걱정이 태산입니다. 그는 지금 진짜 쉬고 있는 걸까요?

진짜 휴식

진정한 휴식이란 번뇌를 멈추고, 탐욕을 멈추고, 의심을 멈추고, 아만我慢을 멈추고, 어리석음을 멈추는 행위입니다. 육체가 어떤 일을 하고 있느냐가 중요한 것이 아니라 육체적, 정신적 행위에 대한 집착을 버려야 합니다. 이는 선가禪家에서 말하는 '방하착放下着, 모든 것을 내려놓다'과 일맥상통합니다.

선가에서는 휴식을 '생각을 쉰다'는 의미에서 '휴헐休歇, 휴휴休休, 휴헐처休歇處'라고 합니다. 즉 번뇌를 멈추어야 다시 활기차게 정상 가동할 수 있는 에너지를 얻을 수 있다는 뜻입니다. 이는 공부, 작업, 가사 등에 모두 적용됩니다.

아무리 쉬어도 피곤하다고요?
몸만 쉬었지, 마음과 머리가 쉬지 못했기 때문입니다.

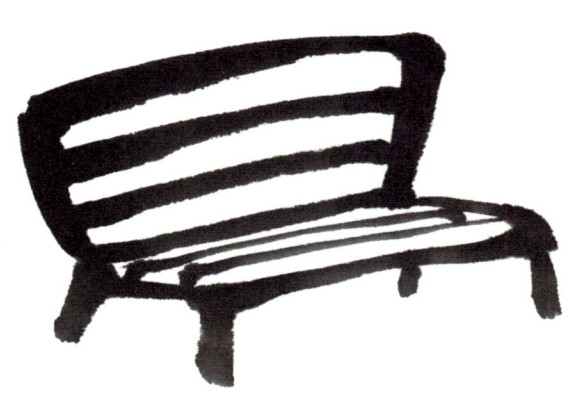

고민을 줄이면 체중도 준다

번뇌를 멈추는 올바른 휴식을 취하면 우리의 몸도 충분히 활력을 충전해 건강해집니다. 만병이 예방되는 효과가 있는 셈입니다. 스트레스를 많이 받는 사람은 보통 사람보다 음식을 많이 먹으려고 합니다. 스트레스 자체가 에너지를 필요로 하기 때문입니다. 체중을 줄이고 싶다면 '적게 먹는 것'보다 '적게 고민하는 것'이 더 효과적일 수 있습니다.

엄양 스님에게 한 학인이 물었습니다.
"스님, 어찌하면 깨달을 수 있겠습니까?"
"내려놓게나."
"저는 지금 빈손인데 무얼 말씀입니까?"
"내려놓지 못하겠거든 도로 가지고 가게나."
엄양 스님이 내려놓으라 한 것은 집착이었습니다.
도로 가져가라 한 것 또한 집착이었습니다.
스님은 깨달음에 대한 간절함마저
집착이니 버리라고 말씀하신 것입니다.

집착을 버린다는 것

우리 보통 인간들이 '육신'에 대한 집착과 '자식'에 대한 집착을 버린다는 것은 결코 쉬운 일이 아닙니다. 모든 불교 경전들이 집착을 버리라고 가르치고 있다는 것은 그만큼 어렵기 때문입니다. 마지막 집착 하나까지 버린 사람이 진짜 휴식을 취한 사람입니다. 그리고 이런 휴식은 돈으로 살 수 없는 마음의 평안과 지극한 행복을 가져다줍니다.

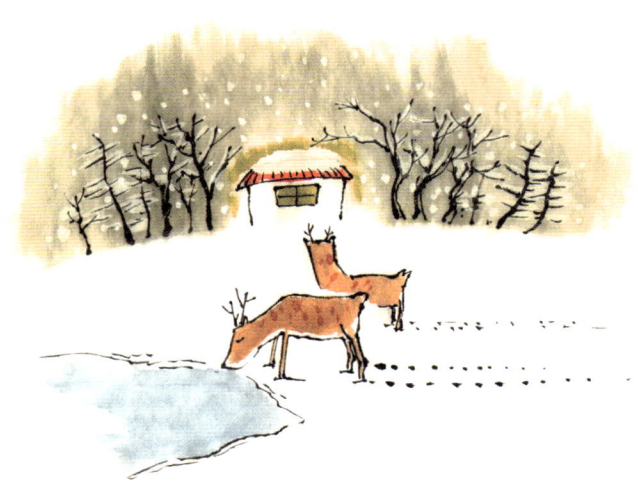

2장

매일 젊어지고
매일 치유되고

몸을 정화시키는 호흡과 운동법

몸부터 돌보고,
운동부터 시작하고

어린 테오는 태어날 때부터 약골이었습니다.
지독한 천식에 죽을 고비를 수없이 넘겼습니다.
침대에 누워 있을 힘조차 없었던 것입니다.
이런 테오에게 아버지가 말했습니다.
"테오야, 아무리 힘들어도 운동을 해야 한다.
매일 조금씩이라도 괜찮아.
그래야 네 꿈을 이룰 수 있단다."
그날부터 테오는 하루도 빠짐없이 운동을 했습니다.
창백했던 얼굴엔 혈색이 돌기 시작했습니다.
18세에 대학에 입학했을 당시 테오는

몸도 마음도 건강한 대학생이 되었고
열심히 공부해 미국 대통령까지 되었습니다.
그가 바로 테오도어 루즈벨트 대통령입니다.

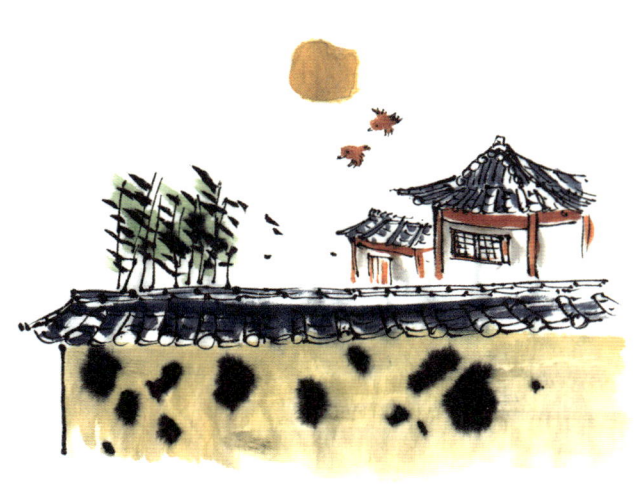

대통령이 되고 싶으면 운동을 하십시오.
성불을 하고 싶어도 운동을 하십시오.
건강한 몸은 세상살이와 수행의 전제조건입니다.

관성의 법칙

테오가 어릴 적 병약한 몸을 방치해 두었다면 미국 대통령이 될 수 없었을 것입니다. 자신의 몸조차 관리하지 못하는 사람이 더 큰일을 한다는 것은 어불성설이기 때문입니다.

우리의 몸은 자동차와 같아서, 일단 한쪽 방향으로 달리기 시작하면 무한정 같은 방향으로만 움직이려 합니다. 평소에 몸을 단련시키지 않으면 어느 날 갑자기 노화가 일어나고, 뼈와 근육들은 제 기능을 상실하게 될 것입니다. 우리의 몸이 건강한 방향으로 달리게 하려면 운동이 필수적입니다.

건강해야 할 또 다른 이유

불교 수행을 위해서도 반드시 건강한 몸이 뒷받침되어야 합니다. 병약한 몸으로는 수행을 견뎌내지 못합니다. 스님들이 하는 안거安居를 예로 들어 보겠습니다. 가부좌를 틀고 석 달간 꼼짝 않고 정진을 하는 것인데, 보통의 몸으로도 견디기가 어렵습니다. 건강하지 않다면 엄두도 못 낼 일입니다. 더구나 큰스님들이 말씀하신 '죽을 각오'로 공부하기 위해서는 건강한 몸부터 만들어야 할 것입니다.

하루 30분 투자

불교의 궁극적 목적은 몸과 마음을 깨끗하게 정화淨化하여 성불을 이루는데 있습니다. 만약 몸이 건강치 않다면 몸부터 돌보는 것이 우선입니다. 하루 1시간, 안 되면 30분이라도 운동에 투자하십시오. 생활과 수행을 위해 운동은 꼭 필요한 습관입니다.

분노와 걱정은
병균보다 해롭습니다

화를 낼 때, 두려워할 때, 걱정할 때 인체 안에서는 아드레날린이라는 호르몬이 분비됩니다. 이는 혈압을 높이고 심장 박동수를 증가시키는 독소毒素로 작용합니다. 그 양이 적당할 때는 인체에 큰 영향을 미치지 않지만, 지속적인 분노와 공포는 우리 몸을 서서히 병들게 만듭니다.

성인병의 단초

화가 나거나 공포에 휩싸일 때, 눈물이 나거나 오한과 전율을 느끼는 것도 그 때문입니다. 심지어 아드레날린은 마약을 사용한 것과 같은 환각상태에 빠지게 합니다. 아드레날린 분비가 증가되면 근육이 이완되고 위하수증에 걸리게 됩니다.

결과적으로 내장기관의 노화가 진행되어 만성 성인병의 원인이 됩니다. 부정적인 감정은 혈액 내의 당분을 증가시켜 당뇨병을 일으키기도 합니다.

좋은 파동, 나쁜 파동

사람들은 모두 작은 전파 송신기란 사실을 아십니까?

인간의 표정, 몸짓 하나하나가 다른 생명체들에게 수많은 전파, 즉 파동을 전달합니다. 항상 얼굴을 찌푸리고 있는 사람은 은연중에 나쁜 파동을 주변에 뿌리고 있는 것입니다. 항상 웃는 낯, 너그러운 마음, 상냥한 말투를 쓰는 사람은 부처님의 염화미소처럼 사람들에게 좋은 기운을 전달합니다.

언제나 분노와 짜증이 가득한 사람은 스스로 나쁜 파동을 만들어내므로 몸이 건강할 수 없습니다. 또한 다른 사람들까지 불쾌하게 만드니, 인간관계가 좋을 리 없고 하는 일이 잘되지 않습니다.

얼굴 표정의 의미

사찰에서 가끔 미간을 찌푸리고 기도하거나 참선하는 불자들을 봅니다. 이미 자세부터 흐트러져 있는 것입니다. 잘못된 한 생각이 표정으로 나타난 것인데, 오랫동안 몸속에 잠재된 업業이 어떤 방향으로 계속 움직이기 때문입니다.

근심걱정 가득한 얼굴로 부처님 전에 절하는 분들도 있습니다. 마음은 지옥인데 천 배, 삼천 배를 한들 무슨 효능이 있겠습니까? 적어도 불자라면 아무리 화가 나고 근심이 끊이지 않더라도 스스로 인내할 수 있어야 합니다. 겸손하고 상냥한 마음으로 부처님의 미소를 잃지 않아야 합니다.

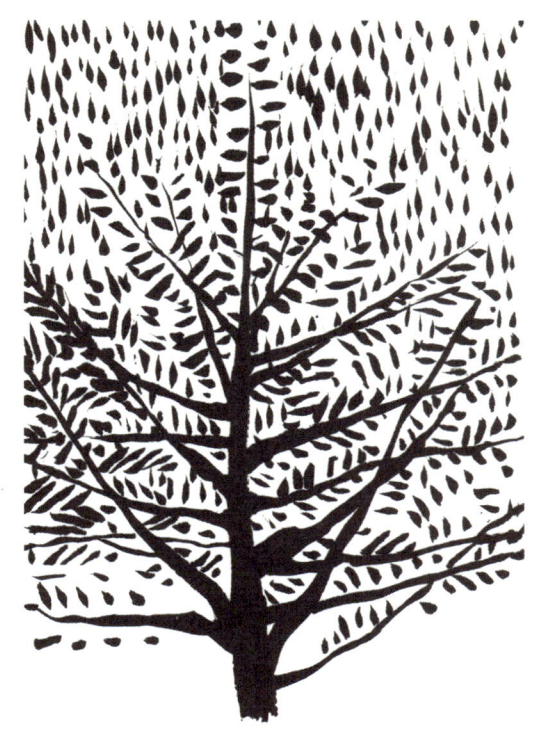

병은 언제 시작되는 걸까요?
불같이 화를 낼 때, 억울해 가슴을 쥐어뜯을 때,
땅이 꺼져라 한숨을 쉴 때, 바로 그때입니다.

나쁜 기운이 나쁜 업業

●

그러니 건강을 위해서라도 우선 마음 비우기를 제대로 해야 합니다. 매사에 걱정하고 분노를 참지 못하는 것은 모두 자신의 그릇된 마음에서 흘러나오는 나쁜 기운 탓입니다. 나쁜 기운은 나쁜 업을 만든다는 것을 잊지 마십시오. 밝은 표정을 짓고 상냥하고 너그러운 마음을 가지는 것이 습관적으로 이루어질 때, 자신의 나쁜 업도 버릴 수 있습니다. 운명을 바꾸고 싶다면 자신의 표정과 말부터 바꾸면 될 것입니다.

지금 숨은
잘 쉬고들 계십니까?

살아있는 모든 것들은 숨을 쉽니다.
대자연도 뭇 생명도 숨을 쉽니다.
살아 있다는 것은 숨이 붙어있다는 것,
그래서 목숨이라는 말이 나왔습니다.

코가 가운데 있는 까닭

옛날부터 선종에서는 사물의 중요한 핵심을 파악했다, 단서를 얻었다는 의미로 '코를 잡았다巴鼻'는 말을 사용했습니다. 코는 얼굴의 한가운데 위치해 있고 가장 앞쪽으로 튀어나와 있습니다. 이는 코가 '생명의 중심'이기 때문입니다.

우리의 몸은 음식물과 호흡을 통해 성장하고 유지됩니다. 음식물을 먹지 않으면 몇 달 만에 죽지만, 올바른 호흡을 통해 깨끗한 공기를 마시지 못하면 몇 분 견디지 못하고 죽습니다. 제아무리 영양가 있는 음식을 많이 섭취한다 해도 호흡을 제대로 하지 못하면 무용지물이란 얘깁니다.

4가지 호흡법

수나라 때 천태지의天台智顗라는 스님은 우리가 늘 하고 있는 호흡법을 네 가지로 구분해 설명했습니다.

첫째, 풍風

호흡할 때 바람이 스쳐 지나가는 소리가 나는 것을 말합니다.

둘째, 천喘

숨이 가쁜 것처럼 몰아쉬기도 하고 끊어졌다 이어졌다 하는 아주 불안한 호흡입니다. 옆에서 보면 헐떡이는 것처럼 보입니다.

셋째, 기氣

소리는 나지 않지만 이따금씩 끊어지는 고르지 않은 호흡입니다.

넷째, 식息

호흡이 일정하고 소리가 나지 않으며 마음을 안정시켜주고 기를 모으는데 가장 도움이 되는 호흡입니다.

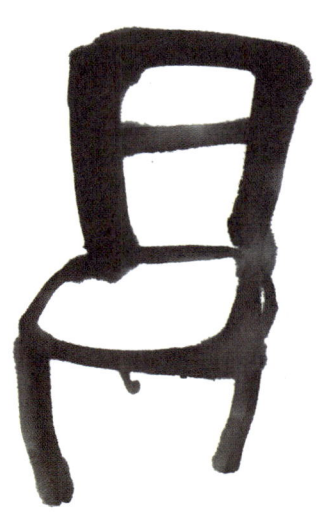

잠시 고요히 앉아 자신의 숨을 지켜보십시오.
소리가 나는지, 고른지, 헐떡이는지……

각인각색 호흡

여러분들은 지금 위의 4가지 중 어떤 호흡을 하고 있습니까?

현대인들은 제대로 숨을 내뱉지도 못하고 제대로 들이마시지도 못합니다. 온전한 호흡을 해야 체내 노폐물이 빠져나가고 충분한 산소를 흡입하게 되는데, 그러지 못하니까 혈액이 탁해지고 질병에 걸리게 됩니다.

호흡도 연습이 필요하다

세상에 호흡을 못하는 사람은 없지만 잘하는 사람은 드뭅니다. 매 순간 주의를 기울이지 않으면 자칫 본래 의도에서 어그러져 버리고 말기 때문입니다.

이른 아침 조용하고 깨끗한 곳에서 마음껏 숨을 마시고 내뱉는 호흡을 하고, 평상시 자신의 호흡을 지켜보는 연습을 하면 자신도 모르게 건강해질 것입니다.

호흡에도 원칙이 있습니다

제대로 이루어진 한 번의 호흡을 일식 一息이라고 하는데 이는 뱃속 깊숙이 들이마시고 내쉬는 복식호흡 단전호흡 을 말합니다. 일식을 어떻게 하느냐에 따라 호흡을 '자연호흡'과 '정호흡'으로 나눌 수 있습니다.

자연호흡

자연호흡은 복식호흡이라고도 하는데, 내뱉고 들이마실 때 숨이 하복부까지 내려오기 때문입니다. 이런 호흡을 연습해 자연스러운 경지에 이르게 되면 털구멍으로도 숨을 쉴 수 있습니다.

정호흡

정호흡은 자연호흡과 반대로 이루어집니다. 숨을 가늘고 고르고 길게 하여 하복부까지 이르게 하는데, 이때 복부의 이완과 수축을 자연호흡과 반대가 되게 하는 것입니다. 들이 마실 때 복부를 수축시키고, 내뱉을 때 복부를 부풀리는 방식입니다. 정호흡을 하면 언제나 마음이 평화롭고, 기운이 충만해 매사에 활기차고 쾌활해집니다.

첫 번째 원칙 : 내쉬기와 들이쉬기

지금 자신의 호흡을 가만히 지켜보십시오. 내쉬는 숨은 짧고 들이쉬는 숨은 길지 않나요? 이는 잘못된 호흡입니다. 항상 내쉬는 숨을 길게 하는 것이 좋습니다. 최소한 들이쉬는 숨과 같거나 약 2배 정도로 하는 것이 좋습니다.

두 번째 원칙 : 멈추기

호흡을 하다 보면 사이사이에 멈추는 시간이 있을 수 있습니다. 그런데 숨을 잔뜩 들이마신 다음에는 멈추어도 괜찮지만, 숨을 모두 내쉰 상태에서 멈추는 것은 대단히 위험합니다. 멈춤에도 타이밍이 중요하단 말입니다.

세 번째 원칙 : 가늘고 길게

현대인들의 호흡은 갈수록 짧아지고 있습니다. 하지만 호흡은 가능한 천천히 길게 하는 것이 좋습니다. 마음이 가라앉지 않은 상태에서 호흡을 하면 호흡이 저절로 짧고 거칠어집니다. 참선을 한다면 내쉬는 숨과 들이쉬는 숨이 아주 가늘어 본인 스스로 그 소리를 들을 수 없을 정도여야 합니다.

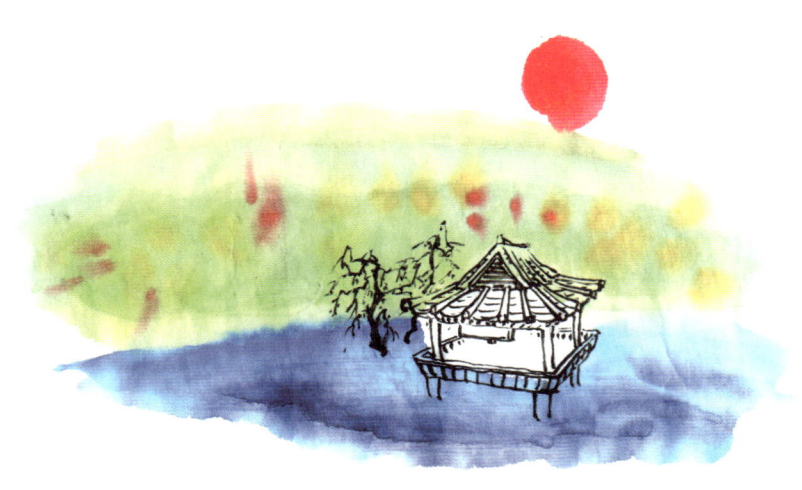

마음과 호흡은 함께 갑니다.
마음이 평온하면 호흡도 평온하고,
호흡을 고요히 하면 마음도 고요해집니다.

숨만 잘 쉬어도
병이 치유됩니다

사는 동안 병에 걸리지 않고 살 수 있다면 좋겠지만 현실은 그렇지 않습니다. 조화롭지 못한 생활과 음식, 부정적 생각들이 질병을 만듭니다. 그런데 이 질병을 치유하는 데, 호흡이 큰 도움이 된다는 것을 아십니까?

비위에 문제가 있으면

맥이 느리고 무겁습니다. 혀에 백태가 끼고 얼굴에 광택이 없이 누렇게 뜨기도 합니다. 손발에 땀이 나지 않아 몸이 마치 보리겨와 같이 껄끄럽게 됩니다. 이럴 때는 가슴에 쌓인 번민을 몰아낸다고 생각하며 "씨~~" 하면서 천천히 숨을 내쉬면 됩니다.

간에 문제가 있으면

얼굴색이 푸르고 눈동자가 붉습니다. 눈에 다래끼가 생기기 쉽고 바람을 맞으면 눈물이 나기도 합니다. 맥을 짚으면 크고 곧게 느껴집니다. 간이 약하거나 이상이 있으면 시거나 매운 맛을 좋아하고, 작은 일에도 화를 내게 됩니다.

 이런 증상은 "후~~" 또는 "허~~" 하고 숨을 내쉼으로써 좋아질 수 있습니다.

심장에 문제가 있으면

맥이 가볍고 뜨게 됩니다. 몸은 뜨겁고 손발은 차며 입술이 마르고 갈라집니다. 현기증이 일어나 괴로우니 잠자는 것을 좋아하고 건망증도 심합니다. 배꼽 아래 무언가가 맺혀 내려가지 않는 느낌이 들고 등과 어깨, 팔다리가 아프다고 호소하기도 합니다.

 이럴 경우엔 "하~~" 하고 숨을 내뿜 듯이 호흡하면 증상이 개선됩니다.

폐에 문제가 있으면

맥이 첨예하게 찌르듯 움직입니다. 폐가 부풀며 겨드랑이 아래와 어깨가 마치 짐을 진 듯이 무겁습니다. 숨소리가 거칠고 몸에 종기가 자주 나며, 목구멍과 콧속이 불편합니다. 냄새를 분간하지 못하는 경우도 많습니다. 이럴 때는 "허~~" 하는 소리를 내뿜으며 호흡하면 심신이 편안해집니다.

신장에 문제가 있으면

모든 맥이 흐르지 않고 몸의 마디마디가 다 쑤십니다. 허리와 등이 아프고 배가 부풀어 불편합니다. 점차 얼굴이 검고 야위게 되며 소변이 원활하지 못합니다. 귀가 잘 들리지 않고 다리나 무릎이 시리게 됩니다.

이런 사람들은 아이들에게 소변을 뉠 때처럼 "쉬~~" 하는 소리를 내뿜으면 됩니다.

어찌 보면 호흡을 잘하는 것이, 건강식품을 챙겨 먹고 헬스클럽에 가는 것보다 더 어려울 수 있습니다. 매 순간 주의를 기울이지 않으면 어그러져 버리기 때문입니다. 하지만 그 효과는 훨씬 더 크다는 것을 잊지 마십시오.

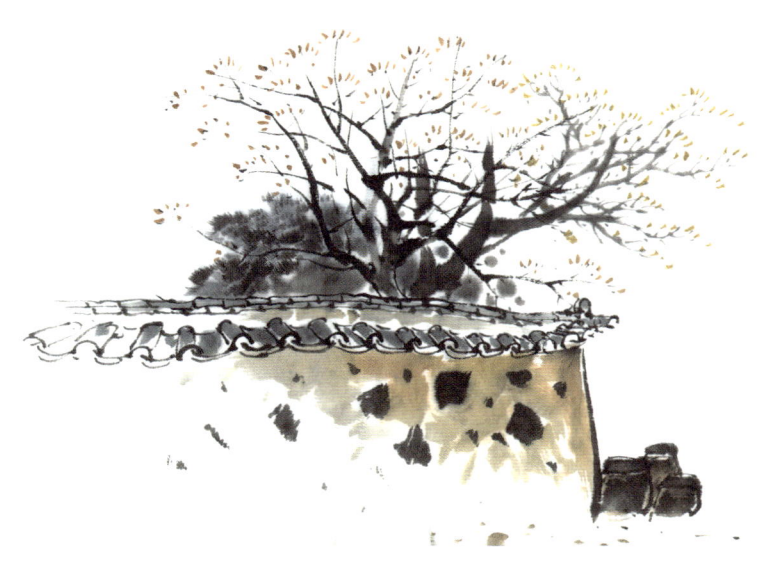

숨쉬기 운동만 한다는 우스갯소리가 있지요?
사실은 숨쉬기 운동이 최고의 운동입니다.

숲속을 걷는 것만으로도 젊어집니다

하루 종일 실내에 두고 햇빛을 쬐어주지 않으면 꽃나무는 오래지 않아 시들시들해집니다. 식물에게 잎의 푸름과 꽃의 향기와 열매의 달콤함을 주는 것은 햇빛입니다.

햇빛과 같은 존재

사람에게 햇빛과 같은 존재가 바로 '밝은 생각'입니다.

밝은 생각은 좋은 일을 불러들이고, 어두운 생각은 재앙을 불러들입니다. 마음에 구름이 끼면 몸도 건강하지 못하고 하는 일도 잘 안 됩니다. 성공과 출세를 하고 싶다면 밝은 생각부터 가져야 할 것입니다.

이십 노인, 칠십 청춘

긍정적인 생각으로 날마다 활기차게 산다면 나이와 상관없이 그 사람은 '청춘'입니다. 이십대라도 열정이 없다면 칠십 노인이요, 칠십 노인이라도 열정과 활기가 넘친다면 이십대입니다. 나이가 들어도 세상 모든 일에 흥미를 거두지 않고, 자신의 모든 것을 쏟아 부어 도전할 수 있다면 신나고 즐거운 삶일 것입니다. 그렇다면 어떻게 해야 삶에 열정을 불러일으킬 수 있을까요?

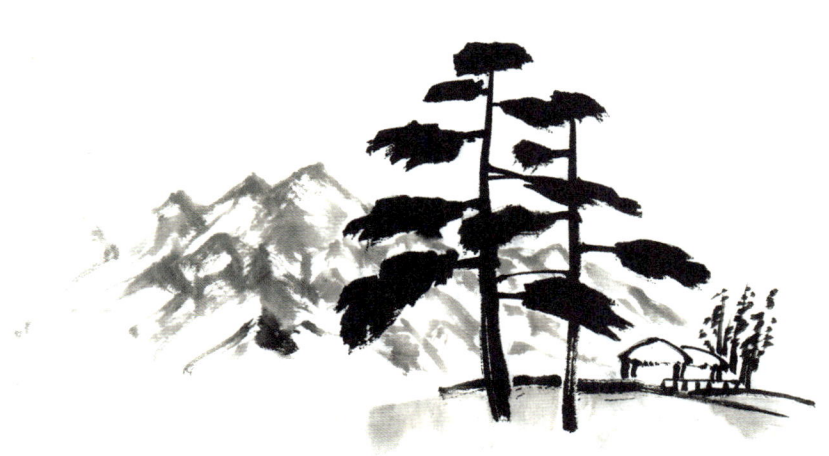

명상수련에 답이 있다

명상을 하게 되면 인체 내에서 즉각적인 반응이 일어납니다. 룰리베린 황체호르몬과 테스토스테론이 혈관 속으로 흘러들어가 생체 기능을 활성화시키고 뇌에서는 페타엔도르핀, 멜라토닌, DMT디멜틸 트립타민 호르몬 등이 분비됩니다. 이 호르몬은 우리의 심장과 뇌가 정확하게 8헤르츠의 파동을 일으키게 합니다. 8헤르츠의 파동은 마음속에 환희심을 일으켜 온몸의 기능을 최고조로 끌어올려줍니다.

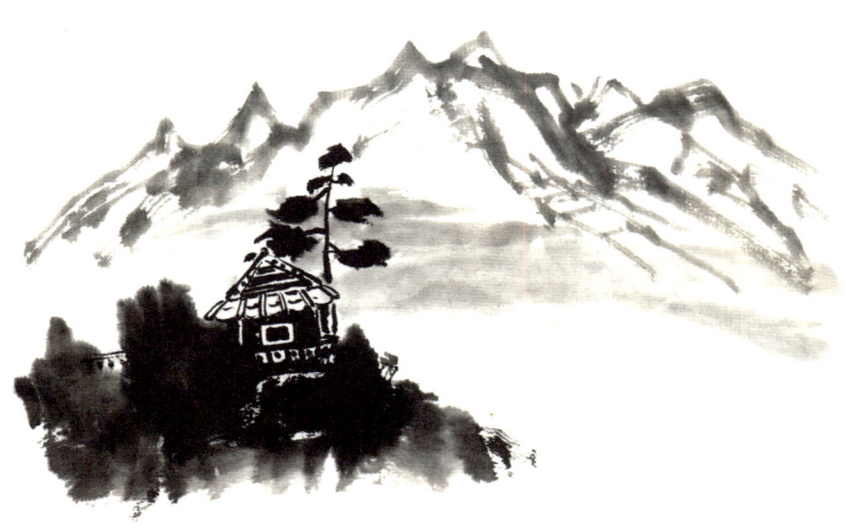

명상을 하게 되면 자신도 모르게 신념과 열정이 생동하고, 온몸에 강한 의지와 의욕이 넘쳐나게 되는 것이 다 이런 이유 때문입니다.

단전호흡의 효과

명상수련에도 여러 가지 방법이 있겠지만, 산승은 단전호흡을 권합니다.
　단전호흡을 하면 깊은 숨을 쉬게 되고, 몸에 충분한 산소가 공급됩니다. 혈액의 농도나 우리 몸의 컨디션이 산소의 양과 밀접한 관계가 있음은 이미 잘 알려진 사실입니다. 피 속에 산소가 충분히 녹아 있으면 끈적끈적한 피가 즉시 깨끗한 피로 바뀌는 것입니다.

날마다 자신에게 이렇게 일러주십시오.
"나는 밝음이다. 나는 매 순간 찬란한 빛으로 존재한다."

한 달에 한 번이라도 좋습니다.
자외선 걱정 말고 햇살을 만끽하십시오.
숲속을 거닐며 맑은 공기를 들이키십시오.
깨끗한 물을 감사한 마음으로 드십시오.
여기 명상과 바른 호흡이 더해진다면
온몸의 세포가 춤을 출 것입니다.

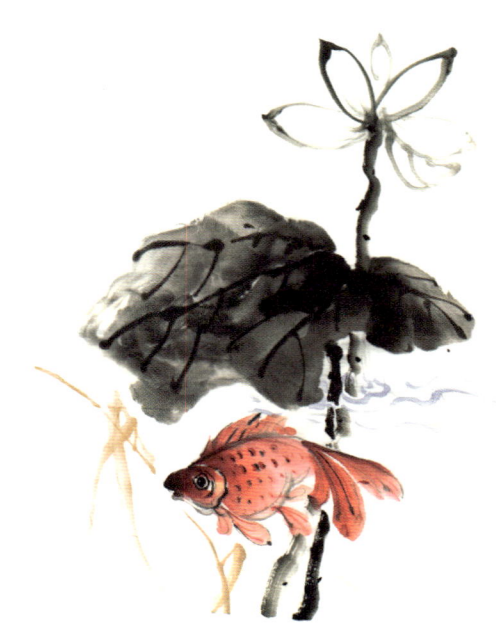

10분만 웃으면
의사가 필요 없습니다

바쁘게 살다 보면 스트레스 받을 일도 많고, 운동할 시간을 내기도 어렵습니다. 그런데 이런 와중에도 건강을 유지하는 방법이 있으니 바로 '웃음'입니다.

의사들은 얼굴에 미소가 가득한 사람은 남들보다 건강하고 면역력도 뛰어나 병에도 잘 걸리지 않는다고 합니다.

단 10분만 깔깔거리고 웃으면, 그 후 두 시간 동안은 웬만한 고통은 느끼지 않게 된다고 합니다. 또 하루에 한 번씩 크게 웃는 사람은 불면증이 없다고 한다.

웃음의 연쇄반응

캘리포니아 주립대의 폴 에그만 교수는 웃을 때 사용하는 근육을 연구했습니다. 눈자위 주변을 싸고 있는 안육근, 광대뼈와 입술을 이어주는 내협골근이 그것입니다. 그런데 그 두 개의 근육은 뇌에서 즐거움을 느끼는 부분을 자극한다고 합니다. 웃음은 그 자체만으로도 좋지만, 그것이 다시 즐거운 감정을 유발시켜 행복한 삶을 살게 해주는 것입니다.

웃는 사람, 찌푸린 사람

웃음은 몸을 이완시키고 정신을 안정시켜 세상을 긍정적으로 바라보게 해줍니다. 항상 웃는 사람은 남의 실수도 관대하게 봐주고 쉽게 용서합니다. 이렇듯 미소를 잃지 않는 사람은 몸과 정신이 건강합니다.

반대로 웃지 않는 사람은 몸과 마음이 굳은 사람입니다. 타인과의 관계에서도 항상 경직돼 있습니다. 자신이 만든 테두리 안에서만 살기 때문에 용서보다 비난에 능하고, 사소한 일에도 화를 내므로 남들에게 좋지 않은 인상을 주게 됩니다. 이런 사람들은 자신의 잘못도 용서하지 못합니다. 자신에게도 화가 나고,

타인과 세상에도 화가 나니 화병火病을 달고 삽니다. 결국 건강도 무너지게 되는 것입니다.

샌드라의 달력

웃음은 마음속의 긴장과 근심을 털어버리는 효과도 있습니다. 긴장하지 않고 긍정적인 자세로 일하니 일도 잘 됩니다. 잘 웃는 사람이 성공한다는 말이 그래서 나왔습니다.

'샌드라'라는 미국의 여자 코미디언은 관절염의 일종인 루퍼스 진단을 받았다고 합니다. 그는 진통이 심한 날을 달력에 메모해 두었는데, 이상하게도 코미디 공연을 하는 날은 그 표시가 없었다고 한다. 남에게 웃음을 전해줌으로써 자신의 고통을 없앴던 것입니다.

엉엉 울어도 좋다

웃음 못지않게 우는 것도 건강에 좋습니다. 훌쩍훌쩍 우는 것보다 어린아이처럼 엉엉 우는 것이 더 건강에 이롭습니다. 미국의 오클라호마대학 헬스사이언스 센터의 조지 구트레이 박사는 "울음은 스트레스를 해소하는 훌륭한 수단으로 우는 만큼 정신적 육체적인 짐을 덜게 된다. 울 때는 혈압이 낮아지고 감정근육의 긴장이 줄어든다"고 했습니다.

실컷 울고 나면 감정이 정화된 것처럼 느끼는 것도 그런 작용 때문입니다.

웃음을 아끼는 것만큼 손해 보는 일이 없고,
울음을 참는 것만큼 어리석은 일이 없습니다.

매일 조금씩 화내는 건 괜찮을까요?

매일 우리의 마음속에 떠오르는 것들은 원인因이 되어 현실에서 어떤 결과果를 만들어냅니다. 그런데 왜 우리들은 이렇게 간단한 진리를 믿지 못하는 걸까요?

마치 수증기처럼

인因이 마치 수증기 같기 때문입니다.

　마음의 세계에서 인因을 쌓는다는 것은, 매일 맑은 하늘에 수증기를 증발시키는 것과 같습니다. 넓은 호수는 수증기가 얼마나 증발했는지 알기 어렵습니다. 여전히 공기는 산뜻하고 하늘은 맑게 개어 있으니까요.

매일 조금씩 화를 내거나 조금씩 두려워해도 일상사는 변함이 없습니다.

마침내 비가 되어

그러나 아무 일도 일어나지 않은 것처럼 보인다고, 아무 일도 일어나지 않은 것은 아닙니다. 매일 하늘로 올라간 수증기는 차곡차곡 쌓여 구름이 됩니다. 그리고 적당한 계기, 즉 연然을 만나면 마침내 비가 되어 쏟아집니다. 애초에 수증기를 올려보내는 일을 하지 않았다면 절대 비가 내리지 않습니다.

평소 화를 잘 내는 이에게 몸의 병이 '화'에서 비롯된 것이라 하면 믿지 않습니다. 자신이 매일 하늘로 올려보낸 수증기는 생각지도 않고, 매일 날씨가 좋았다고 항변합니다.

아직 증상이 나타나지 않는다고 해도 안심할 수 없습니다. 연이 성숙되면 비는 언제라도 내릴 수 있으니까요.

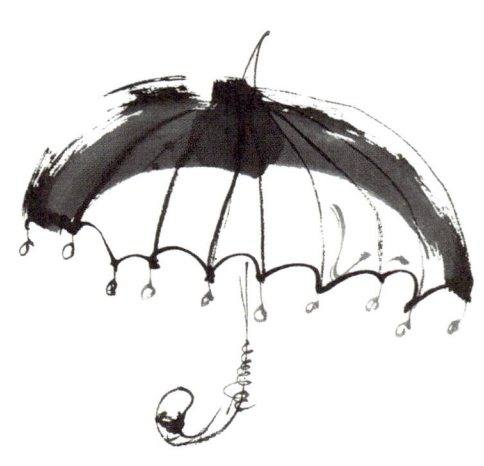

미움 한 방울, 분노 한 방울, 공포 한 방울……
쌓이고 쌓이면 구름장이 되고 장대비가 됩니다.

살아 남기 위한 준비

현대의학도 똑같은 이야기를 하고 있습니다.

우리가 화를 내거나 스트레스를 받으면 몸속의 아드레날린 분비량이 증가한다고 합니다. 아드레날린이 혈액 속에 과다해지면 위의 활동을 방해하고, 뇌를 응혈시키며, 심장 박동을 항진시킵니다. 또 간에 저장된 글리코겐을 당으로 변화시켜 혈액 속에 흘려보냅니다.

이 모든 상황을 한마디로 요약하자면, 인체가 한판 붙을 것을 대비해 만반의 준비를 하는 것입니다. 불시에 자신을 공격해올지 모를 상대를 제압하기 위해 불필요한 기능은 억제하고 근육의 수축력은 강화하고, 근육의 연료까지 충분히 준비해 놓는 것입니다.

365일 전시상태

인체에게 스트레스 상태는 전시상황이며 비상사태입니다.

그런데 1년 365일 전시상태를 유지해야 되는 몸을 생각해보십시오. 그 높은 긴장과 불균형 상태를 몸이 견딜 수가 없는 겁니다. 증오와 분노, 공포가 우리를 병들게 하는 것은 이렇게 자연스러운 이치입니다.

3장

그물에
걸리지 않는 마음

마음이 건강해지는 행복과 긍정의 법칙

고통에는 문을
열어주지 마세요

밤이 가면 아침이 오고, 뜨거운 여름이 가면 추운 겨울이 옵니다. 이런 자연의 순환이 없다면, 곡식은 익지 않고 물은 흐르지 않고 사람은 온전한 생을 보낼 수 없을 것입니다. 그런데도 우리 인간들은 조금만 추워도 춥다 하고, 조금만 더워도 덥다고 투덜댑니다. 이런 고통의 뿌리는 중생심衆生心입니다. 눈앞의 고통만 쳐다보지, 그 고통이 들어오는 문은 못 보기 때문입니다.

고통이 들어오는 곳

고통은 우리의 주인공인 '마음'을 통해 들어옵니다. 이 마음의 문을 제대로 열고 닫을 수만 있다면 일일시호일一日是好日, 매 순간이 행복할 테지요. 하지만 바쁜 세상, 정신없이 살다 보면 그것이 쉽지 않습니다. 일찍이 원효 스님은 '중생의 마음은 미혹의 세계도 되고 깨달음의 세계도 된다'고 하셨습니다. 부처와 보살 모두 중생심을 닦아 깨달음을 얻은 것처럼, 마음을 맑게 하면 우리도 부처가 될 수 있습니다.

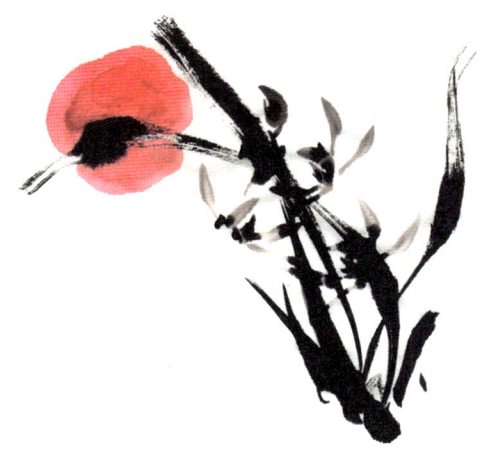

마음이라는 '그놈'

우리가 길을 잃고 헤매도록 하는 것은 바로 '마음'이라는 놈입니다. 우리가 그토록 원하는 행복은 이 마음을 어떻게 다스리는가에 달려 있습니다. 그러면 우선 마음이 어떤 존재인지 알아봐야 되겠지요.

불교에서는 마음의 구조를 팔식八識으로 이해합니다. 불교를 잘 모르는 분들은 현대 심리학에서는 말하는 의식意識을 떠올리면 됩니다. 넓은 의미에서 잠재의식潛在意識과 초월의식超越意識까지 포함하고 있습니다. 하지만 일반적으로 의식이란 '의식하는 마음이나 사고'를 뜻합니다. 즉, 무언가를 하려는 생각의 일어남입니다. '오늘 법회에 참석해야겠다', '친구와 점심을 먹어야겠다'와 같은 생각들은 '의식하는 마음'으로부터 시작됩니다.

'마음'의 문을 고통에게 열어주면 그 순간 고통이고,
행복에게 열어주면 그 순간 행복입니다.

의식해도 안 되는 것들

그런데 의식하는 마음이 생기기도 전에 '엉겁결에, 무심코, 나도 모르게, 저절로, 괜히'처럼 규정할 수 없는 그 무엇으로 인하여 행동하게 되는 경우도 많습니다. 의식하지 않은 상태에서 일어나는 습관적 행동이나 반사작용 등이 그 예입니다. 또한 심장의 고동, 혈액의 순환, 호흡과 같은 신체의 대사 행위도 마찬가지입니다. 우리가 잠들거나 정신을 잃은 경우에도 이들은 우리의 의식과는 전혀 상관없이 저절로 일어납니다. 이른바 자율신경계의 작용입니다. 머리카락을 자라게 하겠다, 몸속 세포를 분열시켜야겠다, 심장을 빨리 뛰게 하겠다고 아무리 의식해도 절대 그렇게 되지 않습니다.

향기와 빛깔을 빚는 마음

우리의 일상생활을 지배하는 것은 다행히 '의식하는 마음'입니다. 그 마음이 인생의 향취와 빛깔을 빚습니다. 도덕과 윤리, 종교와 철학, 문학과 예술 등 인류의 모든 유산과 성취는 의식의 소산입니다. 지금 이 순간에도 우리는 '의식하는 마음'과 함께 하고 있습니다.

원하는 것은
마음이 기억하게 하세요

'의식하는 마음'의 짝은 '창조하는 마음'입니다. 회사로 치자면 '의식하는 마음'은 사장이고 '창조하는 마음'은 공장장입니다. 사장은 상품을 기획하고, 생산과 판매, 홍보, 전 과정이 잘 돌아갈 수 있도록 지시를 내립니다. 이를 마음에 대입해 보겠습니다. '의식하는 마음'이 어떤 생각을 지니게 되면 '창조하는 마음'이 그 지시를 받아 행동으로 옮기고 결과물을 만들어내는 시스템입니다.

창조하는 마음

만약 사장이 게으르거나 소극적이거나 업무에 미숙하다면 회사의 앞날이 암울한 것과 마찬가지로, '의식하는 마음'이 제대로 지시를 내리지 않으면 '창조하는 마음'은 움직이지 않습니다. '의식하는 마음'이 '나는 건강하다, 나는 힘이 넘친다, 나는 잘될 것이다'라고 적극적이고 긍정적인 마인드를 갖고 있다면 창조하는 마음은 저절로 작동합니다.

자전거를 타는 방법

불교에서 말하는 '선인선과善因善果 악인악과惡因惡果'와 같은 이치입니다. '의식하는 마음'이란 원인이 있어야 비로소 '창조하는 마음'이란 결과가 생기는 법입니다. 어린 시절 자전거를 배운 사람은 수십 년 동안 자전거를 타지 않더라도 그 방법을 잊어버리지 않습니다. 의식 깊숙한 곳에 습관이 깃들어있기 때문에 그저 불러오기만 하면 됩니다. 특히 잠재의식에 저장된 것들을 불러오기 위해서는 '무엇을 꼭 하겠다'는 강한 의식이 필요합니다.

창조의 시대

바야흐로 창조의 시대입니다. 경제에도 교육에도 건축에도, 심지어 집안일에도 창조성이 필요하다고 말합니다. 자신의 꿈을 이루는 것도 창조요, 자신의 잘못된 습관을 버리는 것도 또 다른 창조입니다. '창조하는 마음'을 발동시켜 자신이 원하는 방향으로 가려면 '의식하는 마음'을 자세히 관찰하고 제대로 지시를 받아야 할 것입니다.

"나는 건강해지고 있다"

건강에 자신이 없는 사람이 있다면 아침에 눈뜰 때, 밥 먹을 때, 운전을 할 때, 회사 업무를 볼 때, 화장실에 앉아 있을 때, 매 순간마다 "나는 건강해지고 있고, 앞으로 나아가고 있다. 나는 행복하다"고 되뇌십시오. 자신에게 이처럼 강한 의식을 날마다 불어넣으면 실제로 건강해지고 행복감에 젖게 됩니다.

한 번 배운 자전거는 평생 언제든 탈 수 있듯이, 긍정적 의식을 날마다 불어 넣어 자신의 의식 속에 저장해 둔다면, 필요한 경우 자연스럽게 나타나게 됩니다.

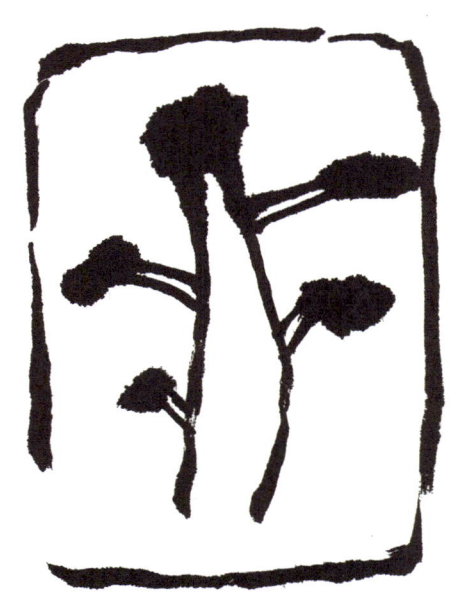

자전거 타는 방법은 몸이 기억합니다.
긍정과 낙관은 마음이 기억합니다.

마음의 시크릿

자신의 '의식적 마음'이 '창조적 마음'을 북돋을 수 있도록 자신의 마음을 지켜봐야 합니다. 의식은 창조에 위대한 힘을 부여해 줍니다. 얼마 전, 국내에서만 200만 부가 넘게 팔린 『시크릿』이란 책도 일종의 창조의식에 관한 내용입니다. 성공한 사람들의 의식에는 공통적으로 '나는 할 수 있다. 나는 강하다. 어떤 일도 해낼 수 있다'는 진취성과 낙관주의, 긍정 마인드가 있다는 것입니다.

잠재의식에 각인시키기

부자가 되고 싶다면 여러분의 마음에 '나는 부자가 될 수 있다'고 주지시키십시오. 성공하고 싶다면 '나는 성공하고야 말겠다'고 새기십시오. 잠재의식 속에 깃들 정도로 간절하고 꾸준하게 소망하십시오. 그러면 '창조하는 마음'이 알아서 움직입니다.

부자가 되고, 성공하는 것은 다른 사람들이나 온 세상과 연결된 문제이지만 건강해지는 것은 내 몸 하나의 문제니까 훨씬 쉽게, 훨씬 빨리 이루어지지 않겠습니까?

마음이 죽으면
몸도 따라 죽습니다

#1. 배에 갇힌 사람

1950년대에 있었던 일입니다. 영국의 컨테이너 운반선 한 척이 화물을 내리기 위해 스코틀랜드의 한 항구에 닻을 내렸습니다. 포르투갈 산産 마디라 포도주를 운반하는 배였습니다. 한 선원이 물품 점검을 위해 냉동 창고 안으로 들어갔는데, 그가 안에 있는 것을 몰랐던 다른 선원이 밖에서 창고 문을 닫아 버린 것입니다. 선원은 있는 힘을 다해 문을 두드렸지만 소용이 없었습니다. 배는 포르투갈을 향해 떠나고 말았습니다.

#2. 생생한 고통

자신의 죽음을 예감한 그는 쇳조각 하나를 들고 냉동실 벽에 자기가 겪고 있는 고통을 날짜와 시간별로 새겨나갔습니다. 냉기(冷氣)가 코와 손가락과 발가락부터 온몸을 마비시키는 과정을 꼼꼼히 기록했으며, 동상을 입은 부위가 부패하는 엄청난 고통도 생생히 묘사했습니다.

#3. 괴이한 죽음

마침내 배가 항구에 도착했습니다. 냉동 창고의 문을 연 선장은 죽어 있는 선원을 발견하고 깜짝 놀랐습니다. 그가 전원이 꺼져 있는 냉동 창고에서 동사했기 때문입니다. 당시 창고 안의 온도는 영상 19도였다고 합니다.

    선원은 냉동 창고에 갇혔으니 당연히 얼어 죽을 것이라 생각했고, 그 생각 때문에 결국 목숨을 잃었습니다. 자신의 생각에 상응하는 결과가 실제로 일어난 것입니다. 다른 사람의 눈에는 정말 괴이한 죽음이 아닐 수 없습니다.

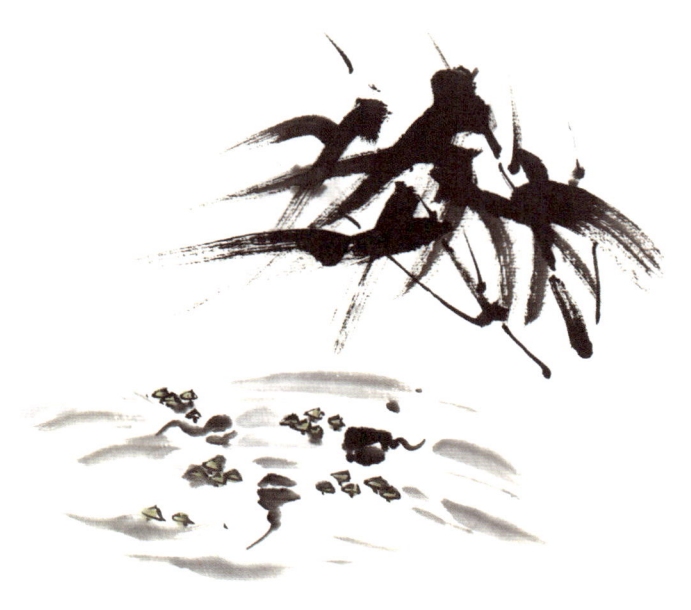

'혹시 암에 걸리면 어쩌지' 하는 생각이
바로 발암물질입니다.

사명대사의 고드름

생각은 인간이 가진 가장 원초적이고 강력한 힘입니다. 이는 가끔 신통력으로 나타나기도 합니다. 사명대사 이야기가 그 예입니다. 임진왜란 후 일본에 간 사명대사는 왜군에게 잡혀 철통에 갇혔습니다. 왜군은 장작더미 위에 철통을 얹어놓고 불을 질렀습니다. 한 나절 뒤, 왜군들은 사명대사가 시커먼 숯덩이가 되었으리라 짐작하고 철통의 뚜껑을 열었습니다.

그런데 기절초풍할 일이 일어났습니다. 사명대사는 멀쩡하게 살아있었을 뿐만 아니라 수염에 고드름이 매달려 있었던 것입니다. 스님은 철통 안에서 줄곧 철통 속이 춥다고 생각했다고 합니다. 이처럼 생각의 힘은 상상 초월입니다.

건강염려증

우리는 가끔 병원에서 치료를 포기한 말기암 환자가 기도를 통해 건강을 회복했다는 얘기를 전해 듣습니다. '살 수 있다'는 생각과 믿음이 자신의 목숨을 구한 것입니다. 그런데 거꾸로도 가능하다는 게 문제입니다. 비관적인 생각, 부정적인 마음은 건강을 해치게 합니다.

요즘 건강염려증에 걸린 사람들이 많습니다. 하루도 빠짐없이 조깅을 하고, 헬스클럽에서 열심히 땀을 빼지만 늘 마음이 불안합니다. '혹시 암에 걸리면 어쩌지?', '나는 오래 못 살 것 같아'라고 생각한다면 이는 담배보다 해롭습니다.

바른 생각, 바른 마음

아무리 어려운 상황에서도 바른 생각이 필요합니다. 하지만 바른 생각이 하늘에서 뚝 떨어지는 것은 아닙니다. 스승의 가르침을 받거나, 참선이나 명상을 통해 꾸준히 생각과 마음을 단련해야 합니다.

오늘부터 '나는 백 살까지 건강하게 살 수 있다'라고 생각을 바꾸십시오. 설령 그렇게 안 된들 뭐 어떻습니까? 짧든 길든 사는 동안 맘 편히, 몸 건강히 살았다면 그게 극락일 테니까요.

행복하려면 마음의 구름장을 걷으세요

여러분들은 행복해지고 싶나요?
이 질문엔 모두들 "예"라고 대답합니다.
그럼 행복이 뭔가요?
이 질문을 던지면 모두들 "……"
잠잠해집니다.

행복하지 않은 이유

그렇게 행복을 원한다면서 현실은 행복하지 않은 이유가 뭘까요? 행복이 뭔지 제대로 모르고 있기 때문입니다. 생명의 법칙, 생명의 근원, 행복과 고통이 무엇인지 아는 것이 바로 행복해지는 첫 걸음입니다. 행복을 찾는다는 표현은 어찌 보면 잘못된 것입니다. 행복은 원래 우리 옆에 있었기 때문입니다. 자신이 행복으로부터 멀어지게 된 원인을 제거하면 그 자리가 바로 행복이며 열반입니다.

인생의 법칙

부처님의 사성제四聖諦에는 참으로 명쾌하고 성스러운 진리의 가르침이 담겨 있습니다. 사성제란 고집멸도苦集滅道를 말합니다. 인생은 생로병사가 있어 괴로움이고, 그 괴로움의 원인은 집착입니다. 8가지의 바른 길八正道을 따라 괴로움을 소멸하면 열반의 세계에 이른다는 의미입니다.

어떤 상황에 처하든지 생명과 인생의 법칙을 깨달으면 누구든지 행복해질 수 있습니다. 본래의 성품대로 세상을 살아가기 때문입니다. 이런 사람에겐 불행이 쉽사리 다가오지 못합니다.

먹구름을 가진 사람

마음이 어두운 사람은 몸도 건강하지 못하며, 자신이 하는 일도 잘되지 않습니다. 사업도 공부도 출세도 마찬가지입니다. 구름이 잔뜩 낀 날엔 태양을 볼 수 없듯이, 마음에 먹구름을 가진 사람은 좋은 일을 하기도 힘들고 끊임없이 좋지 않은 일만 생기게 됩니다. 일찍이 무학 대사는 '부처의 눈에는 부처만 보이고 돼지의 눈에는 돼지만 보인다'고 했습니다. 자신의 마음에 기쁨이 있으면 기쁜 일만 보이고, 슬픔과 분노가 있으면 슬프고 화나는 일만 보이게 됩니다. 우리의 삶이 늘 행복하고 즐거울 수는 없습니다. 하지만 불쾌한 기억, 슬픈 사연, 우울한 암시들을 빨리 날려버릴 수는 있습니다.

마음속에 간직해야 할 것

마음속에 늘 긍정적이고 희망찬 것들만 담아두어야 합니다. 아름답고 즐거운 추억만을 간직해야 합니다. 다른 사람들에게도 기쁨으로 대해야 합니다. 남의 단점이나 잘못을 물고 늘어지고 헐뜯는 것은 자기 자신을 공격하는 것과 같습니다. 자신의 건강이나 앞일에도 좋지 않은 결과를 초래하게 됩니다.

행복은 전염된다

자신이 행복할 때에만 그 행복을 자신의 주변으로 확장할 수 있습니다. 행복하지 않은 엄마는 절대 아이들을 행복하게 키울 수 없습니다. 행복한 사람 곁에 가면 괜히 즐거워지고, 우울한 사람 곁에 있으면 자신도 모르게 슬프고 기운 빠지는 느낌이 드는 것도 다 그런 이치 때문입니다.

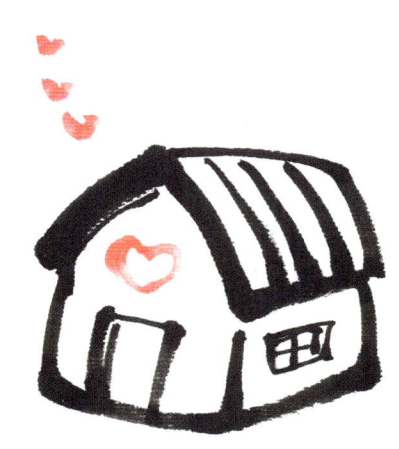

여러분의 미래가 궁금하십니까?
지금 마음을 들여다보십시오.
그것이 밝으면 밝고, 어두우면 어두울 테니까요.

눈썹과 눈썹 사이,
행복의 안테나가 있습니다

예로부터 얼굴의 중심은 코이고, 이마는 하늘이라 했습니다. 하늘의 기운, 부처님의 복덕, 어버이의 은혜가 얼굴의 중심인 코로 흘러드는 관문이 바로 미간인 셈입니다. 관상학에서는 이마가 넓으면 재능이 풍부하고 재복이 많다고 합니다. 하지만 그것이 흘러드는 관문이 좁다면 하늘의 기운이나 재능을 살려낼 수 없겠지요.

미간을 찌푸리면

이마의 한가운데, 눈썹과 눈썹 사이를 말 그대로 미간이라 부릅니다. 미간이 좁고 바짝 조여든 사람은 대체로 성미가 급하고 운이 좋지 않다고 합니다. 그런데 거울을 보고 미간을 한번 찌푸려 보십시오.

양 눈썹 사이가 좁혀질 뿐만 아니라 그곳이 툭 튀어나오게 됩니다. 이마에서 얼굴의 중앙으로 복이 흘러들어가는 관문에 둑을 쌓는 형상입니다. 미간을 찌푸린다는 것은 복을 막는 것과 같습니다.

거기에 안테나가 있다

조금 다르게 설명해 볼까요? 눈썹과 눈썹 사이에 안테나가 있다고 이해하시면 됩니다. 미간을 활짝 펴고 있으면 좋은 주파수의 기운이 걸려들고, 미간을 찌푸리고 있으면 나쁜 주파수의 기운이 들어옵니다.

미간을 찌푸리고 있는 사람은 항상 불쾌한 감정을 스스로 맛보고 있으며, 다른 사람까지 불쾌하게 만듭니다. 버릇이 되어 스스로는 잘 깨닫지 못하겠지만 그런 표정은 나쁜 파동을 불러들입니다. 마음의 법칙에 따라 온 누리에 떠도는 나쁜 기운, 병의 기운들을 끌어들이게 되고, 점차 그것이 현실 속에서 실현되게 합니다.

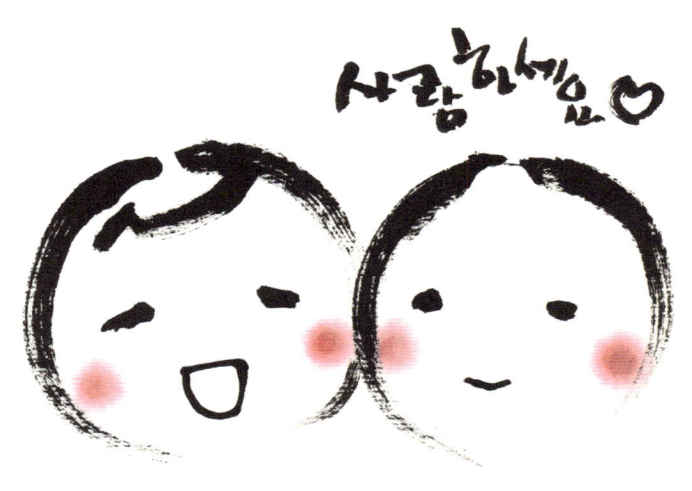

관상 탓하지 마십시오.
모두 다 표정 탓입니다.

아내를 보면 남편이, 남편을 보면 아내가

미간의 움직임 하나로 마음에 파장이 일어나고, 이것이 행운과 불행을 나누는 것입니다. 찡그리고 있는 사람에게 행운이 찾아올 리가 없습니다. 이는 배우자를 선택할 때도 적용이 됩니다. 설령 궁합이 안 좋더라도, 미간이 바르게 펴져 있고 윤기가 나는 사람을 선택하는 것이 좋습니다.

부부는 같은 운명을 나누어 가진 사이입니다. 아내의 미간을 보면 남편의 미래가 보이고, 남편의 미간을 보면 아내의 건강이 보입니다. 그러니 부부가 의좋게 건강하게 살려면 미간부터 펴야 할 것입니다.

활짝 웃으세요

미간을 펴고 환하게 웃는 얼굴은 그 어떤 얼굴보다 아름답습니다. 보톡스를 맞고 성형수술을 하려고 애쓸 필요가 없습니다. 오늘부터 거울을 보면서 활짝 웃는 연습을 하십시오. 건강도 좋아지고, 집안도 행복해지고, 하는 일도 다 잘될 테니까요.

마음속엔
자석이 있습니다

〈반야심경〉의 한 구절입니다.

"불생불멸 불구부정 부증불감 不生不滅 不垢不淨 不增不減"

태어남도 없고 죽음도 없고, 더럽지도 않고 깨끗하지도 않고, 늘어나지도 않고 줄어들지도 않는다. 도대체 뭘 말하는 걸까요?

바로 마음입니다.

비포 애프터

우리 옆에 있는 모든 물질과 사건은 물질세계에 나타나기 이전, 마음의 세계가 그린 그대로입니다. 마음이 물질세계를 창조한 것입니다. 재난도 불행도 질병도 다 마찬가지입니다. 그것이 마음의 세계에 있을 때 수정을 할 수 있다면 불행도, 질병도 현실로 나타나지 않습니다.

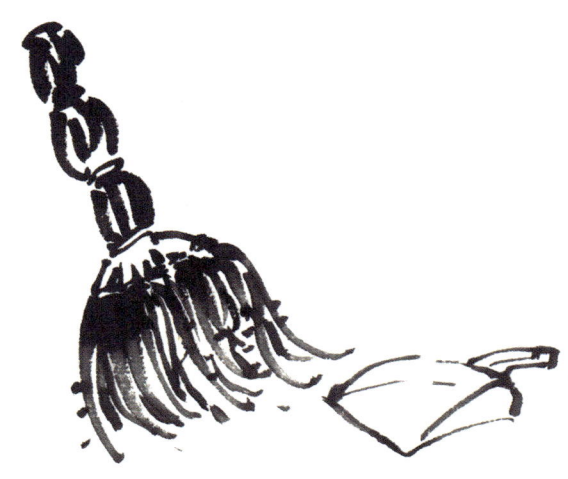

마음의 세계가 설계한 것은 반드시
물질세계의 현실로 만들어집니다.

끌어들임의 법칙

우리 마음속에 자석이 있다고 이해하면 됩니다.

불행한 일을 생각하면 그 자석이 불행한 일을 끌어들입니다. 온통 두려운 일을 담아두고 있다면 두려운 일을 끌어들입니다. 마음속에서 자석 자체를 제거하지 않으면 그 사람의 운명은 바뀌지 않습니다.

이러한 이치를 깨닫는다면 어떤 재난을 당하든 바깥을 원망하거나 불평하지 않게 됩니다. 자신이 좋아하지 않는 일이 일어나면 자신의 마음부터 살펴야 합니다. 자신이 병에 걸렸다고 해도 마찬가지입니다.

우리는 마음만 먹으면 언제든 자석을 내다 버릴 수 있습니다. 어두운 마음, 편협한 마음, 원망하는 마음, 공포심 가득한 마음이 그것입니다. 그 자리를 명랑함, 평화로움, 관대함, 순수함, 원만함…… 즉 불성으로 가득 채우면 됩니다.

강력한 마음의 에너지

원하는 것이 있으면 항상 마음속으로 되뇌십시오.

몸이 건강하지 않다면 "나는 불보살님의 가호에 의해 새 생명을 받고 있다"고 기회 있을 때마다 자신에게 말하십시오.

병이 들면 아픈 부위에 대고 강한 생명력을 보내십시오. 위가 약하면 위를 약동하게 하는 염파念波를 보내고, 담석이 있다면 담석을 부수는 염파를 보내십시오. 마음이 가는 곳에 에너지가 따라가는 것은 당연한 이치입니다.

극락과 지옥은
한 마음에 있습니다

사람들은 지옥이 따로 있는 줄 알지만 진에瞋恚, 즉 성내는 마음이 바로 지옥입니다. 성냄은 한번 싹트면 점점 자라 우리의 마음 전체를 점령해버립니다. 다른 생각을 할 여유가 없습니다.

그러니 진에가 어떻게 싹트는지 살펴봐야 합니다.

진에는 자기와 다른 것에 대해 불쾌감을 느끼는 데서 시작됩니다. 자기의 생각, 자기가 지금까지 해오던 것과 다르면 마음이 불편합니다. 처음엔 대수롭지 않던 것이 시간이 지나면 점점 커집니다. 결국 나와 다른 모두를 적으로 삼게 됩니다. 성냄이 어느 정도에 이르면 이성이 마비되고 어떤 것도 포용할 수 없습니다.

화가 화를 부른다

남이 나를 알아주지 않으면 화가 납니다. 남이 내 말을 자르면 화가 납니다. 남이 내 뜻을 따라주지 않으면 화가 납니다. 복잡한 길을 걸을 때 다른 사람이 천천히 걷거나 방해해도 화가 납니다. 심지어 그냥 그 사람이 내 앞에서 숨 쉬고 있는 것만 봐도 화가 납니다. 나중엔 이유도 없이 화가 납니다. 성내는 마음이 왜 지옥인지 잘 설명해주는 일화를 소개하겠습니다.

여기가 지옥

어느 날 한 무사가 백은스님을 찾아왔습니다.
 "스님, 극락과 지옥이 진짜 있습니까?"
 "보아하니 그대는 무사 같은데, 그것도 모르다니 참 한심하군. 자네야말로 참으로 땡땡이 무사일세."
 백은스님은 무사에게 욕을 퍼부었습니다.
 묵묵히 듣고 있던 무사도 화가 나기 시작했습니다. 스님의 조롱이 계속되자 무사는 칼집에서 칼을 뽑았습니다. 백은스님을 구석으로 몰아넣고 칼로 내리치려고 한 것입니다.

지옥이 극락으로

그 순간, 스님이 말했습니다.

"이봐, 거기가 바로 지옥일세."

스님의 말에 젊은 무사는 멈칫했습니다. 온몸에 찬물을 끼얹는 듯한 전율을 느낀 것입니다. 그는 칼을 던지고 스님 앞에 무릎을 꿇었습니다. 진심으로 사과하는 마음을 담아 고개를 숙였습니다.

그때 봄바람같이 따사로운 스님의 말소리가 들려왔습니다.

"그래, 그곳이 바로 극락이라네."

성냄이 싹트기 전에 잘라버리십시오.
한번 자라면 걷잡을 수 없습니다.

분노의 불길

화를 내면 그곳이 바로 화탕지옥입니다. 이렇게 지옥계를 자주 만들면 건강이 좋을 수 없습니다. 분노로 인해 활활 타오르는 불길에 얼굴이 붉어지고, 몸속에서는 독성 물질이 분비됩니다. 사람이 분노할 때 나오는 물질을 추출해 동물에게 주사했더니 그 자리에서 죽었다는 연구 결과도 있습니다. 분노가 우리 몸을 망가뜨리는 것은 당연한 이치입니다.

부처님은 성내는 마음이 생길 때마다 '인욕바라밀'로 없애라고 하셨습니다. 살다 보면, 화날 일이 왜 없겠습니까? 그때마다 참을 인忍자 세 개를 마음에 새겨보십시오.

아귀는
지옥에만 있지 않습니다

혹시 '아귀'라는 말을 들어 보셨는지요?

성질이 사납고 지독히 탐욕스러운 사람, 먹을 것을 지나치게 탐하는 사람을 아귀 같다고 합니다.

불교에서는 전생에 탐욕을 부리면 아귀계에 떨어진다고 합니다. 아귀는 몸은 말랐고, 배는 엄청나게 크며, 목구멍은 바늘구멍 같다고 합니다. 먹을 것을 눈앞에 두고도 마음껏 먹을 수 없고, 먹어도 먹어도 만족할 수 없어 늘 배고픔에 허덕입니다.

내 마음속의 아귀

아귀는 지옥에만 있는 것이 아닙니다.

   탐내는 마음이 우리의 마음을 점령해 버리면 그곳이 어디든 아귀계입니다. 물질에 대한 욕심에만 해당되는 것이 아닙니다. 지나치게 남을 시기하는 것도 탐욕이요, 남에게 바라는 마음이 지나친 것도 탐욕이요, 인색해서 베풀지 못하는 것도 탐욕입니다.

미다스 왕의 탐욕

탐욕을 흔히 밑 빠진 가죽자루에 비유합니다. 이 지구를 금덩어리로 만들어 한 사람에게 다 주어도 결코 만족하지 못하는 것이 탐욕입니다. 그리스 신화에 나오는 미다스 왕의 이야기를 떠올려보십시오.

   한 나라의 왕으로서 많은 재물을 가지고 있지만 그는 더 많은 황금을 탐냈습니다. 그는 신에게 자신의 손이 닿는 모든 것을 황금으로 변하게 해달라는 소원을 빌었습니다. 소원은 이루어졌지만 황금으로 변한 빵은 먹을 수 없고, 황금으로 변한 포도주는 마실 수 없었습니다. 급기야 자신이 가장 사랑하던 딸까지 황금으로 변해버렸습니다. 그때서야 그는 자신의 탐욕을 후회했습니다.

'지족'과 '보시'

탐욕을 없애는 방법은 '이만하면 됐다'는 '지족知足'입니다.
　분수를 알고 족함을 알면 인생을 망치지 않습니다.
　또 한 가지의 방법이 자비심으로 하는 '보시'입니다.
　인색하게 굴수록 탐욕은 더 깊어지는 법입니다. 보시바라밀을 행함으로써 탐욕의 굴레에서 벗어나야 합니다.

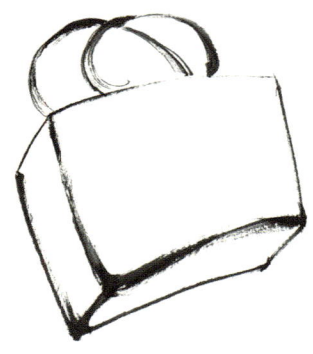

지금 채우려고 하는 그것,
혹시 밑 빠진 가죽자루는 아닌가요?

4가지 그물에 걸리지 마십시오

〈금강경〉에 나오는 이야기입니다.
어느 날 수보리가 부처님께 여쭈었습니다.
"마음에서 일어나는 온갖 번뇌, 망상을
어떻게 해야 항복 받을 수 있겠습니까?"
부처님께서 간단히 대답하셨습니다.
"사상四相에 걸리지 않으면 된다."

사상은 아상我相, 인상人相, 중생상衆生相, 수자상壽者相을 말합니다. 우리는 이 네 가지 그물에 걸려 괴로워하며 삽니다. 사상에서 벗어나면 자유와 평화의 기쁨을 누릴 수 있습니다.

아상我相이란

나를 내세우고 나에게 집착하는 마음입니다.

　나를 중심으로 해서 모든 일이 생겨나고 있지만 '나'라는 것에 너무 집착하면 마음고생을 하게 됩니다. 일체 모든 생명은 유한한 생명을 타고났는데도, 마치 죽지 않고 영원히 살 것처럼 욕심을 부리고 있습니다. 이 아상에서 싹트는 것이 탐욕입니다.

　아상을 없애는 방법은 조건 없는 베품과 봉사입니다. 보시하고 봉사하는 것도 중요하지만 '내'가 했다는 생각조차 없어야 한다는 말입니다. 우리는 작은 일 하나를 하고도 몇 십 배 부풀려 말하곤 합니다. 생색내기 위한 보시와 봉사는 수행에 별 도움이 되지 않습니다.

인상人相이란

나와 너를 분별하는 마음입니다.

　편협하여 이해심이 부족한 마음, 성내는 마음입니다. '나는 나고, 너는 너다'라는 분별심에 남을 생각하는 이해심과 이타심이 깃들 수 없습니다. 그러나 이 세상은 '나'와 무수히 많은 '너'가 인연을 맺고 살아갑니다. 눈에 보이는 인연보다 보이지 않는 인연이 훨씬 많습니다.

'너는 내 안의 또 다른 나'임을 이해한다면 편협한 마음은 사라질 것입니다. 서로 뜻이 맞지 않더라도 다름을 인정하고 포용할 수 있는 것이 지혜로운 사람입니다.

중생상衆生相이란

어리석은 마음입니다.

지혜가 모자란 세계, 우치愚癡의 피조물을 축생이라 합니다. 어리석음이 자기의 마음을 점령했을 때 거기에 축생계가 나타납니다. 우치란 눈앞의 것만 보고 앞뒤를 보지 못하는 것입니다.

마치 여름밤에 불빛을 향해 돌진하는 날벌레와 같습니다. 오욕에 탐착해 스스로 죽음을 맞이하는 것입니다. 이렇듯 어리석음을 지혜로 바꾸는 것이 바로 마음공부입니다. 우리가 지향해야 할 것은 천당이나 극락이 아니라 지혜로운 생각이어야 합니다.

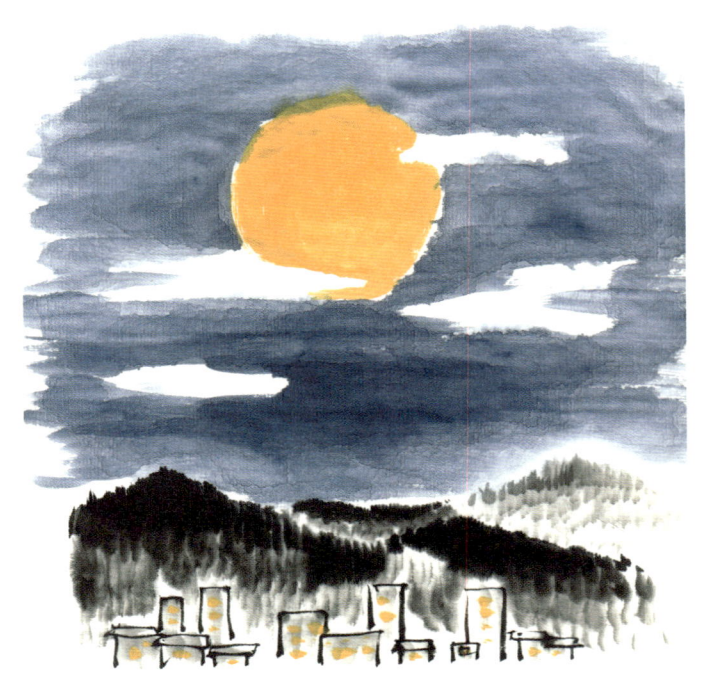

스스로 노예로 사는 사람들은
그 누구도 해방시켜 줄 수 없습니다.

수자상壽者相이란

애착과 집착이라 할 수 있습니다.

집착하는 것이 많을수록 번뇌와 망상도 큽니다. 애착과 집착의 고리를 끊기 위해서는 육바라밀 수행을 해야 합니다. 육바라밀은 보시布施, 지계持戒, 인욕忍辱, 정진精進, 선정禪定, 지혜智慧를 일컫습니다.

어려운 일도 아니고, 불교에 국한된 수행도 아닙니다.

베풀고, 지킬 것을 지키고, 인내하고, 마음을 닦고, 바른 안목을 지니는 것은 행복하게 살기 위해 누구나 해야 할 일입니다.

자유와 평화에서 오는 기쁨을 누리고 싶다면 그물처럼 나를 얽매고 있는 아상, 인상, 중생상, 수자상에서 벗어나야 합니다. 어떠한 대상에 집착하고 탐닉하는 한, 절대 자유를 얻을 수 없습니다.

마음 공장에서
못 만들 것은 없습니다

우주가 나를 낳은 것은
나의 재주가 필요하기 때문입니다.
모든 사람은 저 나름의 재능이 있고
그 재능은 쓰임이 있습니다.

나의 재주는 '나의 마음'이라는
공장에 있습니다.
인간의 마음만큼 위대한 공장은 없습니다.
원하는 것이라면 무엇이든
노력과 정진으로 만들어낼 수 있습니다.

그 모든 예술, 철학, 사상, 종교도
이 마음 공장이 창조한 것입니다.

하늘을 날고 싶은 간절함이 비행기를 만들었고
다른 별에 가고 싶은 마음이 우주선을 만들었듯
세상 모든 것은 마음이 그리고 창조한 것입니다.
마음 공장에서 못 만들 것은 없습니다.

마음에 부자를 그리면 부자가 되고
가난을 그리면 가난뱅이가 됩니다.
왕의 종자, 하인의 종자가 따로 있는 것이 아닙니다.
누구라도 마음을 잘 다스리면
세상의 어떤 장애라도 극복할 수 있습니다.
세상을 내 품 안에 들어오게 할 수 있습니다.

우주도 부처도 다 담을 만큼,
마음은 한없이 크고 위대합니다.

4장

생각 그대로, 말 그대로

원하는 것을 얻을 수 있는 성공의 습관

말한 대로
이루어집니다

불자들을 상대로 상담을 하다 보면, 제 아무리 복잡한 일이라도 결국 마음의 문제로 귀착歸着된다는 것을 알 수 있습니다. 세상사 모두 마음먹기에 달렸다는 말입니다. 자신의 마음을 다스리지 못해 스스로 문제를 만들고, 나중에는 그 원인을 찾지 못해 갈팡질팡하는 것입니다.

마음의 교묘한 위장

물론 이 마음이란 놈이 쉽게 다스려지지는 않습니다.

언뜻 봐서는 잘 보이지 않게 교묘하게 위장하고 있기 때문입니다. 마음에는 겉으로 드러난 마음이 있고, 숨어 있는 마음이 있습니다. 그리고 이 숨어 있는 마음이 우리의 행동과 정신을 지배합니다.

마음을 평안하게 하기 위해서는 숨어 있는 마음, 즉 잠재의식을 다스려야 하는 것입니다. 그 방법으로는 앞서 말한 참선을 권해드립니다. 자신의 실상과 본성을 깨닫기 위해서는 참선만한 방법이 없습니다.

고요하게 다스리기

삶이란 우리가 살면서 쓴 마음들의 총합입니다. 마음이 우리의 우주를 만듭니다. 마음이 들뜨고 흐트러지면 모든 것이 흐트러집니다. 몸의 균형이 흐트러지고, 생활 리듬이 흐트러지고, 업무의 흐름이 흐트러집니다. 최소한 건강을 지키기 위해서라도 마음을 고요하게 다스려야 할 것입니다.

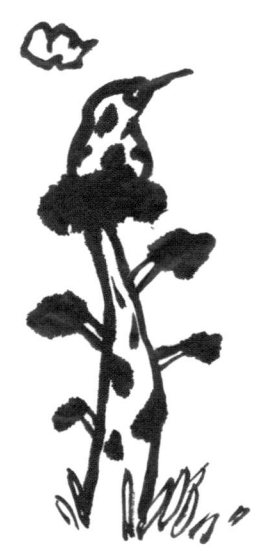

"난 안 돼" 혹은 "잘 되나 보자"고 말하고 있나요?
독설은 진짜 독이고, 악플은 진짜 악입니다.

말의 암시효과

우리의 마음을 가장 잘 드러내는 것이 있으니 바로 '말'입니다.

말은 누군가가 멋대로 붙인 소리가 아닙니다. 말 자체가 고유의 에너지를 가지고 있습니다. 어떤 과학자는 말이 소리와 억양에 따라 다른 파동을 전달한다는 의미에서 '생명의 진리'라고까지 했습니다. 말은 마음 못지않게 강력합니다. 임상학에서 말하는 '암시暗示효과'가 그것입니다. 말을 통해 자기뿐만 아니라 다른 생명체에도 큰 영향을 끼칠 수 있습니다.

아프리카의 한 부족은 길을 가로막고 있는 나무를 베어야 할 때, 부족민들이 그곳을 지날 때마다 나무에게 욕을 한다고 합니다. 그러면 한 달도 안 되어 나무가 시들시들 말라죽는다는 것입니다. 하물며 사람들은 어떻겠습니까?

"난 안 돼"라는 말은 자신의 앞날을 막는 장애물이 되고, "너 잘 되나 보자"는 누군가를 불행하게 하는 저주가 됩니다.

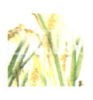

성공하는 사람은
3가지가 다릅니다

서점에 가면 성공학 책들이 널려 있습니다. 모두가 성공하고 싶어 안달이 났습니다. 하지만 성공을 원한다면서 성공과는 반대의 길을 가는 사람들이 많습니다. 귀를 닫고 마음을 닫고 다른 사람들의 말은 들으려고 하지 않는 사람들, 타인의 잘못을 절대 용납하지 않는 사람들이 그들입니다.

성공을 위한 2+1

성공하려면 먼저 타인과 소통하려고 노력하고 관용을 베풀면 됩니다. '소통'이란 너와 내가 다르다는 것을 인정하고, 그 다름의 차이를 좁혀가는 과정입니다. '관용'이란 타인을 이해하고자 하는 따뜻한 마음이며 인간에 대한 기본적인 관심과 사랑에서 싹트는 것입니다.

여기에 하나 더 덧붙인다면 예절입니다. 예절매너, 에티켓이란 현대인의 가장 중요한 경쟁력이라 할 수 있습니다.

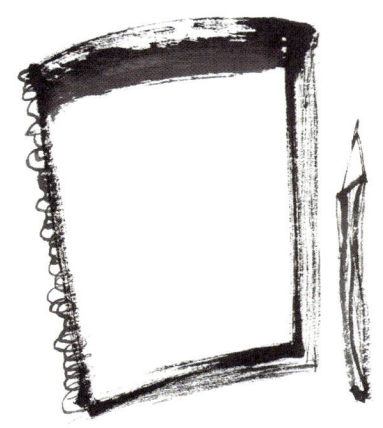

CEO들의 성공 비결

콜롬비아 대학 ITBA과정에 참가한 사람들을 대상으로 이런 설문조사를 했다고 합니다. '당신을 최고의 경영자 지위에 오르게 한 가장 중요한 덕목은 무엇이었나요?' 응답자의 무려 95%가 '예절'을 꼽았다고 합니다.

예절은 상대방을 존중하는 마음에서 우러나는 것입니다. 상대의 지위가 높든 낮든, 자신을 낮추고 먼저 인사하는 습관을 들이는 것이 중요합니다. 먼저 인사하는 사람에게 나쁜 인상을 가질 사람은 없을 것입니다.

먼저 고개를 숙인다고 절대 자신의 가치가 내려가지 않습니다. 그 겸손함이 오히려 자신의 인격을 돋보이게 합니다. 이런 행위 하나하나가 모여 성공의 길로 데려가는 것입니다.

성공 열매가 안 열린다고 불평인 사람들에게 묻습니다.
"혹시 씨 뿌리는 걸 깜빡한 건 아닌지요?"

마중물의 법칙
•

물질적 부富도 마찬가지입니다. 부처님께서는 복전福田이 없는 사람은 제 아무리 애를 써도 부자가 될 수 없다고 하셨습니다. 마중물을 넣어주지 않으면 땅 속에 물이 넘쳐도 펌프로 끌어올릴 수가 없습니다. 태엽을 감아주지 않으면 시계는 돌아가지 않습니다.

먼저 베푸는 것이 부를 끌어들이는 마중물임을 알아야 합니다.

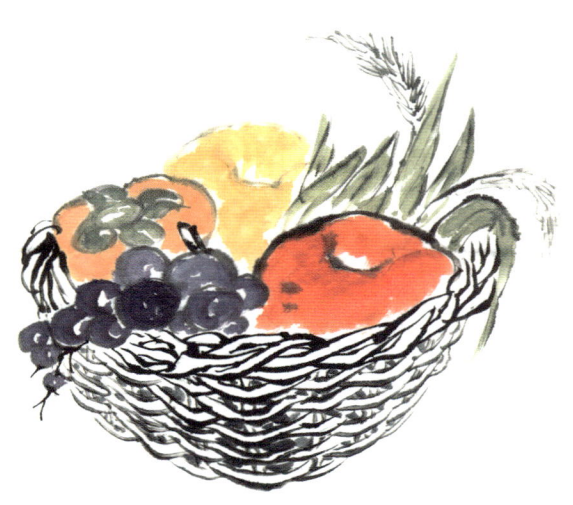

참선의 효과는 놀라울 따름입니다

걱정거리가 있는 사람은 일에 몰두하기가 어렵습니다.

마음속이 복잡한 학생은 공부에 집중할 수가 없습니다.

그러니 성과가 안 나오는 것은 당연하고, 제발 집중하라는 힐난을 듣기 일쑤입니다. 하지만 그게 말처럼 쉽게 되면 모두가 성공하고 모두가 1등 하는 세상이 되었을 것입니다.

참선의 과학

그러면 마음을 안정시키고 고요하게 이끌 수 있는 방법은 없다는 말일까요? 아닙니다. 과학적으로 증명된 방법이 있으니, 그게 바로 '참선'입니다. 참선을 지속적으로 하게 되면 명료하고 정확한 사고활동을 할 수 있고, 이는 자연스럽게 능률적인 행동으로 나타납니다.

구두쇠의 통장

심리학자들에 따르면, 인간은 평생 자신이 가진 잠재력의 5~15%만 사용한다고 합니다.

마치 구두쇠가 자신의 통장에 든 돈을 반의 반도 못 쓰고 세상을 떠나는 것과 같습니다.

성공한 사람은 남들보다 뛰어난 사람이 아니라, 자신이 가진 잠재력을 최대한 끌어낸 사람이라 할 수 있습니다.

마음수련 열풍

오늘날 전 세계에서 잠재력을 끌어내기 위한 다양한 시도를 하고 있습니다. 전통적인 불교의 참선과 인도의 요가는 물론이고, 유럽과 미국에서 유행하는 초월명상, 마인드컨트롤, 바이오피드백 등이 그것입니다.

얼마 전 서구의 한 선禪센터에서 마음수련과 정신수련이 학생들에게 얼마나 효과가 있는지 연구했다고 합니다. 1년간 참선을 한 고등학생과 그렇지 않은 고등학생 그룹을 비교한 것입니다.

실험결과로 증명되다

그런데 결과는 놀라웠습니다. 참선을 한 학생들의 지능지수IQ가 평균 10% 향상된 것입니다. 또한 지속적으로 참선을 한 학생과 간헐적으로 한 학생들의 지능지수에도 차이가 있었습니다. 이 실험을 통해 참선이 순응력, 창조성, 이해력을 키워주고 사고의 명확성과 효율성을 증대시켜 기억력을 극대화한다는 사실이 밝혀졌습니다.

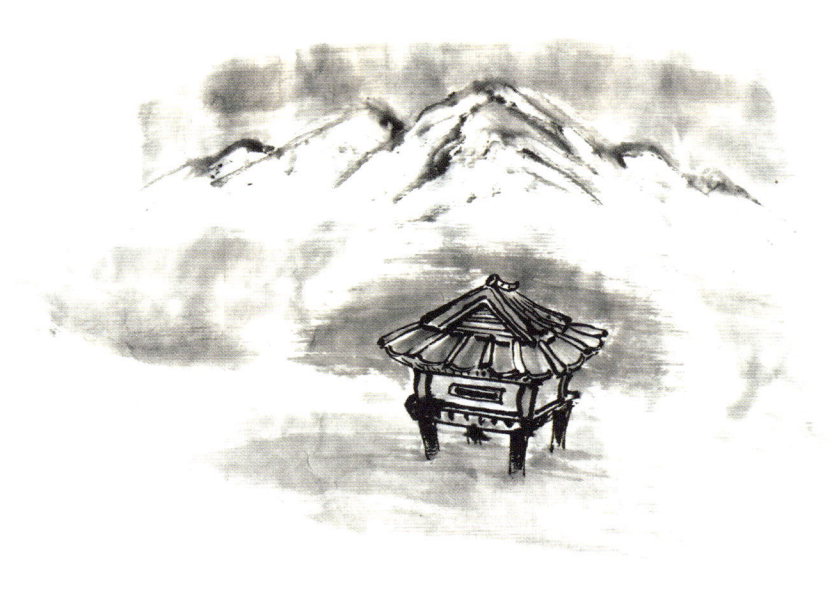

지능지수는 타고나는 것이라 생각하십니까?
참선을 1년 하면 지능지수가 10% 향상된다고 합니다.

인관관계 개선 효과
·

그뿐이 아닙니다. 참선이 일에 대한 만족감을 높이고 인간관계도 현저하게 개선시킨다는 통계도 있습니다.

언뜻 이해가 안 갈 수도 있지만 그 원리를 생각해보면 당연한 일입니다. 참선을 하면 신경계 전체가 안정되어 집중력이 높아집니다. 일의 방향을 정확하게 설정하고, 가장 효율적인 방법을 구사할 수 있습니다. 마음이 안정되면 타인에 대한 관대함과 동정심을 불러일으키기 쉬워져, 인관관계와 평판이 좋아지게 됩니다.

결국 참선을 하는 사람들이 일에 대한 만족감도 높고 성공할 확률도 높은 것입니다.

말 한마디가
부자를 만듭니다

말이나 글은 창조의 권능을 가지고 있습니다.
말한 대로 되고, 글로 쓴 대로 이루어집니다.
가정이나 사무실에 좋은 글귀를 걸어두거나
부처님 상을 모신 것도 그런 이유입니다.

가난한 사람을 살펴보십시오.
항상 자신이 가난하다고 중얼거리거나 한숨을 쉽니다.
그럴수록 자신의 마음 깊숙한 곳에 가난이 새겨지고
용모까지 빈상으로 바뀌게 됩니다.
이런 마음의 소유자는 늘 세상을 원망하고

성공한 사람들을 시기합니다.
모든 것을 남 탓이라고 합니다.
그러니 취직도 잘 되지 않고 발전이 없으며
사회의 낙오자로 남게 됩니다.

부자들을 살펴보십시오.
'무슨 일이든 할 수 있다'고 말합니다.
'나는 꼭 부자가 될 것이다'라고 말합니다.
그리고 다른 사람의 두 배 세 배 노력합니다.
이런 생각을 가지고 있으면 피곤하지도 않고
더 많은 일을 해낼 능력이 생깁니다.
우주에 맴돌고 있는 긍정적 에너지를 받아
용모나 태도도 좋아지고 돈도 벌게 됩니다.
가난한 사람이 될 것인가, 부자가 될 것인가는
순전히 자신의 마음에 달린 것입니다.

부자가 되는 방법은 간단합니다.
마음부터 부를 누리면 됩니다.
말부터 부자가 되면 됩니다.

10년 전에 한 말이 오늘을 만들었고,
오늘 한 말이 10년 후를 만들 것입니다.

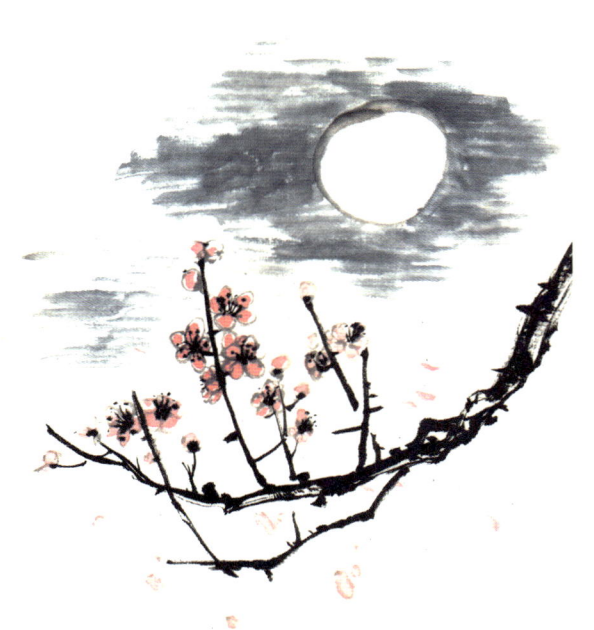

세상이 나를
존중해주지 않거든

똥물 푸는 소년, 부처님과 만나다

옛날 인도 사위성에 남의 집 변소 똥물을 퍼주며
살아가는 소년 니제가 있었습니다.
어느 날 니제는 똥을 푸다가 걸식을 나오신 부처님과
정면으로 마주쳤습니다.
순간 니제는 '부처님은 국왕까지도 경배를 올리는
고귀한 분인데 내가 가까이 가는 것만으로
큰 잘못이다'고 생각했습니다.

니제는 똥통을 둘러매고 얼른 도망쳤습니다.
그런데 웬일인지 부처님이 니제를 쫓아왔습니다.
이 골목 저 골목 도망다니다 똥통까지 깨뜨려
온몸에 오물을 뒤집어쓴 니제는
부처님께 애원했습니다.

"부처님이시여, 저를 제발 괴롭히지 말아 주세요."
부처님이 부드러운 목소리로 물었습니다.
"왜 내가 너를 괴롭힌다고 생각하느냐?"
"저는 천한 사람입니다. 어떻게 제가 감히
부처님 곁에 갈 수 있겠습니까?"
"그처럼 착한 마음을 지녔는데 어찌 너를
천하다 하겠느냐. 귀하고 천한 사람이
따로 있는 것이 아니란다.
국왕이라도 나쁜 마음을 쓰면 천한 이요,
똥을 푸더라도 착한 마음으로 살면 귀한 이니라."

부처님의 말씀을 들은 니제는
지옥에서 벗어나는 기분이었습니다.
열등감과 자기 학대가 일순간에 사라진 것입니다.

그 후 부처님의 제자가 된 니제는
열흘 만에 수다원과를 얻었다고 합니다.

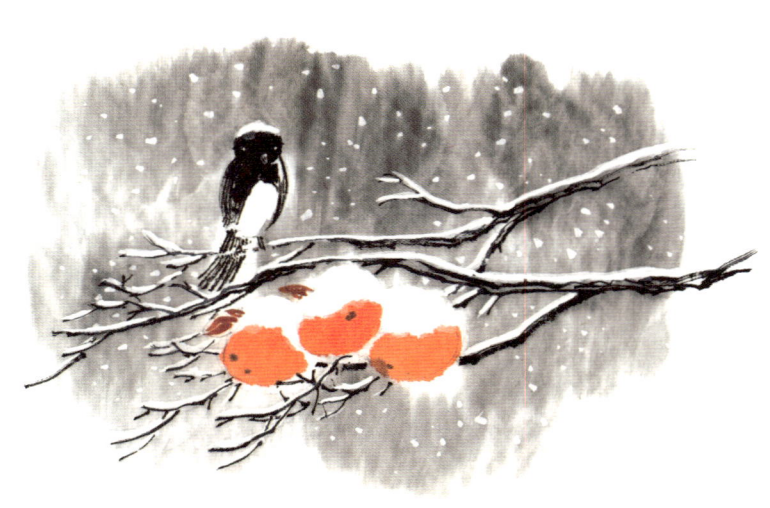

지금 혹시 끝없이 '우월감'과 '열등감'을 오가며
자신을 괴롭히고 있지는 않습니까?

비교, 한탄, 그리고 자기학대

정도의 차이는 있을지 모르지만, 우리 또한 끝없이 자신을 구박하고 학대하며 살고 있습니다. 눈으로, 귀로, 코로, 혀로, 몸으로, 생각으로 끊임없이 자기를 비하합니다. 눈으로 다른 사람들의 행동을 보고 상처받고, 귀로 다른 사람들의 말을 들으며 상처받고, 마음으로 남과 비교하며 상처받습니다.

비교는 한탄이 되고, 한탄은 자기학대로 이어집니다. 이렇게 자신을 괴롭히는 것은 바로 자신입니다.

스스로를 존중할 때 다른 이들도 나를 존중합니다. 있는 그대로의 나를 인정하고, 자신이 가진 능력을 잘 가꾸어나갈 때 스스로 빛나는 보석이 될 수 있습니다.

다섯 가지 복福, 다섯 가지 마음

흔히들 복 많이 받으라는 덕담을 합니다.

하지만 복은 받는 것이 아닙니다.

씨를 뿌리고 김을 매고 벌레를 잡고 추수해야 하는 것입니다. 마치 농사를 짓듯이 말입니다. 그래서 불교에서는 복을 짓는다고 합니다.

지혜로운 마음을 가지면 행복을 거둘 것이요, 어리석은 마음을 가지면 불행을 거둘 것입니다. 부처님께서는 오복伍福을 누리려면 5가지 마음을 가져야 한다고 말씀하셨습니다.

첫 번째, '고맙습니다' 하는 마음입니다

고마워하는 마음은 건강을 가져옵니다.

마음이 기쁘고 즐거울 때 우리 몸의 세포도 아주 활발하게 움직인다고 합니다. 옛말에 '일소일소 笑少 일노일노 怒老'라는 말이 있습니다. 웃으면 젊어지고 성내면 늙는다는 겁니다.

고마운 마음으로 가득한 사람이 어찌 누군가를 해칠 마음을 품을 것이며, 얼굴을 붉히며 화를 내겠습니까? 마음이 즐거우면 몸도 따라서 건강해지고, 마음이 일그러지면 몸도 따라서 불균형 상태가 되는 것은 당연한 이치입니다.

잠시 눈을 감고 생각해보세요. 지금 이 순간 우리는 우주로부터, 지구로부터, 가족으로부터 헤아릴 수 없이 많은 은혜를 입고 삽니다. 무한한 고마움을 느껴야 할 것입니다.

세상에 자기 혼자만 살 수 있는 생명체는 없습니다. 우리는 무수히 많은 인연 속에서, 그 덕분으로 살아갑니다. 하루에 '고맙습니다'란 말을 열 번만 하면 생활이 달라지고 건강이 좋아질 것입니다.

두 번째, '미안합니다' 하는 마음입니다

반성하는 마음은 부자로 만들어줍니다.

미안해하는 마음을 가진 사람이 풍요를 누리는 것은 인과응보의 진리입니다.

남에게 무한한 은혜를 받으면서도 그것을 모르고, 왜 좀 더 잘해주지 않나 바란다면 그것은 아귀의 마음입니다.

자신의 잘못을 인정하고 미안한 마음을 가진다면 모든 사람들이 그를 도와주려 할 것이고 같이 일하고 싶어할 것입니다.

세 번째, '덕분입니다' 하는 마음입니다

겸손한 마음은 권력을 가져다줍니다.

남을 높이고 존중할 줄 아는 사람만이 높은 자리에 앉을 수 있습니다. 부처님께서도 '남의 윗자리에 앉아 은혜로운 생각은 털끝만큼도 없이 거만을 피우는 사람은 지도자가 될 수 없다'고 하셨습니다.

권력을 얻고 싶다면 자신을 낮춰야 합니다. 또한 권력을 얻기 전과 얻은 후의 마음이 같아야 합니다. 겸손한 마음이 변한다면, 그 권력은 얼마 가지 못해 무너지게 될 것입니다.

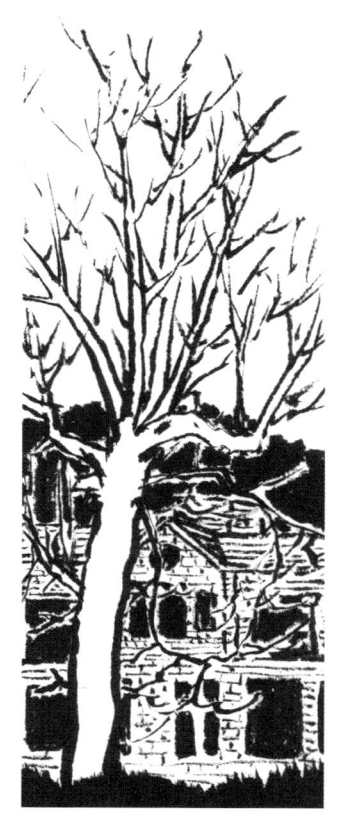

복 받고 싶으십니까?
이 우주 어디에도 공짜는 없습니다.

네 번째, '제가 하겠습니다' 하는 마음입니다

봉사하는 마음은 사랑을 가져다줍니다.

   작은 일이든 큰일이든 솔선수범한다면 많은 사람들의 사랑을 받을 것입니다. 봉사를 통해 자신의 내면에도 사랑이 넘쳐흐르게 됩니다. 사랑이 봉사에서 나온다는 것은 사랑 자체가 '받는 것'이 아니라 '주는 것'임을 뜻합니다.

   불교에서는 '사랑하라'란 말보다 '보시하라'란 말을 많이 씁니다. 베품과 나눔이 있는 곳에 사랑이 있기 때문입니다. 상대가 원하는 것을 알아서 해주고 상대에게 부족한 것을 알아서 채워주는 것이야말로 사랑이고 자비입니다.

다섯 번째, '예, 그렇습니다' 하는 마음입니다

유순한 마음은 자손을 잘되게 합니다.
 "예, 아버지."
 "예, 선생님."
 "예, 스님."
 "예, 보살님."

말 한마디에 천 냥 빚을 갚는다고 합니다. 말은 부드러워야 하고 긍정적이어야 하며 희망을 품고 있어야 합니다. 유순한 마음과 유순한 말씨는 사랑하고 존경하는 마음에서 비롯됩니다. 말이 씨가 되고 열매를 맺는다고 생각하며 일상에서 쓰는 한마디 말도 허투루 하지 말아야 할 것입니다.

변한다는 것보다
큰 축복은 없습니다

꿈

만약 꿈을 꾸다가 꿈인 것을 알아차렸습니다.
자신이 원하는 대로, 신나거나 즐거운 스토리를
펼쳐나갈 수 있을 겁니다.
스스로 작가가 되는 것이지요.

영화

그런데 가만 생각해보면 인생도 마찬가지입니다.
어차피 한바탕 꿈인 인생, 로맨스 영화를 찍든
무협지를 찍든 모험 영화를 찍든 자기 선택입니다.
우리는 이 세상에 올 때 이미 '영화감독'이란
역할을 부여받았습니다. 누가 더 멋진 영화를
만들지는 자신에게 달렸습니다.

영원한 것은 없다

사람들은 세상 모든 것이 무상無常하다고 서글퍼하지만, 이 우주에 영원한 것은 없습니다. 깨닫지 못할 뿐이지, 어제의 태양은 오늘의 태양이 아니고, 어제의 바다도 오늘의 바다가 아닙니다. 우리 몸속에서는 계속 세포가 생멸하고 있고, 마음은 온갖 분별과 망상으로 생주이멸生住異滅을 되풀이하고 있습니다. 우리도 우주도 매 순간 다시 태어나고 있는 것입니다.

우리 모두는 롤러코스터 위에 타고 있습니다.
치솟을 때가 있으면 내리꽂힐 때도 있습니다.

과거에 얽매이지 말라

부처님께서는 일찰나 一刹那에 구백 번의 생멸生滅이 있다고 하셨습니다. 찰나에 구백 번의 생生과 사死가 반복된다는 뜻입니다.

아무리 헌 누더기 같은 어두운 시절만 계속되랴 해도 그렇게 될 수 없고, 가슴 아픈 시간만 지속되랴 해도 그럴 수 없습니다. 그러니 슬픈 과거에 얽매일 필요도 없고, 화려한 추억에 젖어 있어서도 안 됩니다.

당신만의 영화는?

이제 자신이 어떤 영화를 찍고 있는지 지켜볼 차례입니다.

혹시 미움과 증오의 영화를 찍고 있지는 않습니까?

만약 그렇다면 스토리를 바꾸면 됩니다.

영화감독이 스토리 하나 못 바꾸겠습니까?

물 흐르고 꽃 피는 아름다운 영화를 만들고 싶다면 그렇게 생각하고 행동하면 됩니다. 우주 삼라만상이 다 변하고, 나도 언제든 변할 수 있다는 게 이 얼마나 기쁜 일입니까?

원력은
꿈을 이루는 에너지입니다

불교에서는 서원誓願을 세우면 원력願力이 발생한다고 합니다.

원력을 쉽게 풀이하자면 원하는 것을 이루고자 하는 마음의 힘입니다. 그 말 안에는 도전, 실행, 행동 등 역동적인 에너지가 들어있습니다.

포기하지 않고 도전하는 인생!

뜨거운 열정이 넘치는 사람!

계획을 행동으로 옮기는 사람!

열정적으로 도전하고 끊임없이 노력하는 것이 원력의 중요한 요소입니다. 물론 원력이 아무리 크다 해도 노력이 뒤따르지 않으면 아무 소용이 없습니다. 원願을 세우면 힘이 모이고, 힘이 모이면 원을 능히 성취할 수 있다는 뜻입니다.

알렉산더의 마지막 보물

어느 날 알렉산더 대왕은 자신의 보물을 모두 남에게 나눠주었다고 합니다. 이것을 지켜보던 신하 한 사람이 물었습니다.
"폐하, 어찌하여 보물 창고가 텅 비게 하십니까?"
알렉산더 대왕은 미소를 지으며 다음과 같이 대답했습니다.
"텅 비다니? 내겐 아직도 보물이 남아 있다네."
신하는 어리둥절해 다시 물어보았습니다.
"폐하, 도대체 그것이 무엇입니까?"
"나의 원력과 희망일세. 그것이 있었기에 오늘의 내가 있고, 이 세계가 나의 것이라네."

젊은 시절은 누구나 뜨겁습니다.
기도하는 사람은 평생이 뜨겁습니다.

인생의 보물을 지키기 위해

우리 인생의 가장 소중한 보물인 원력과 희망.
 그러나 세상살이에 시달리다 보면 뜨거웠던 원력과 희망도 점차 온도를 잃게 됩니다. 이를 식지 않게 단련하는 한 가지 길은 오로지 기도뿐입니다.
 기도는 역경을 디딤돌로 만들고, 고난을 생명력으로 성장시키는 큰 힘을 발휘합니다.

지금 이 순간,
인생을 바꿀 수 있습니다

땀 흘려 일하지 않고 열매만 바라는 사람들이 있습니다.

산승은 노력 없이 쉽게 얻으려는 사람을 불한당이라고 생각합니다. 이는 인과법칙에도 어긋나니 그 헛된 꿈이 이루어질 리가 없습니다.

하늘이 돕는 사람들

천하의 에디슨도 전구를 발명하기까지 수백, 수천 번의 실패를 거듭했다고 합니다. 불굴의 정진과 노력의 결과입니다. 만약 그가 거듭되는 실패에 지쳐 포기했다면, 끝까지 노력했던 다른 누군가가 전구를 발명하게 되었을 것입니다. 인내하고 노력하는 사람에겐 하늘도 무심치 않고 큰 에너지를 보내주게 되어 있습니다.

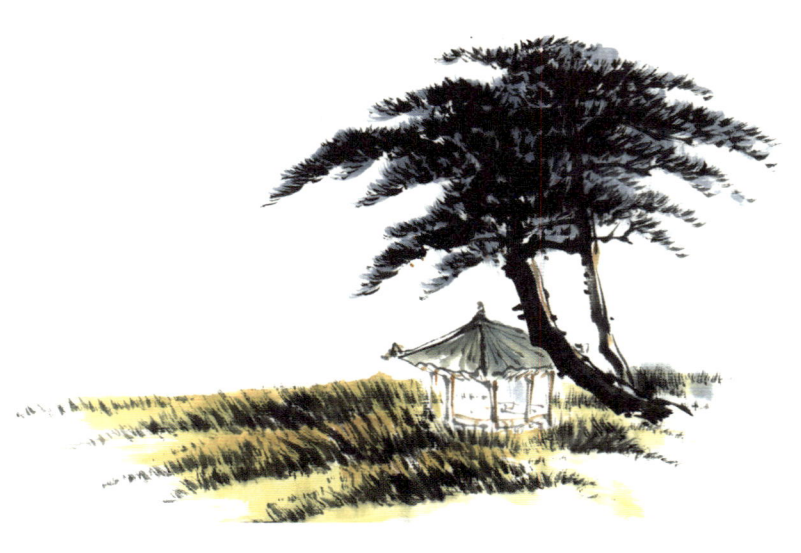

열심히 사는 여러분께 전하는 부처님의 말씀입니다.
"희망을 가져라. 그대가 현명하다면 용기를 잃지 말라!"

인생을 바꾸고 싶다면

지금까지의 삶을 바꾸고 싶다면 육바라밀六波羅蜜을 행하면 됩니다.

육바라밀은 보시布施, 지계持戒, 인욕忍辱, 정진精進, 선정禪定, 반야般若, 이 여섯 가지를 말합니다. 그 중에서도 인욕, 정진, 반야 지혜가 중요합니다.

대개의 사람들은 조금 노력하다가 자신의 뜻대로 되지 않으면 포기하고 맙니다. 하지만 어떤 고난이 오더라도 포기하지 않고 인내한다면 반드시 그 보답을 받을 수 있습니다.

또한 어떤 일을 이루려면 몸과 마음이 함께 정진해야 합니다. 그 모든 소망도 정진으로 이룩되는 것입니다. 정진을 할 때는 목숨 걸고 덤빌 수 있는 굳은 의지와 신념이 필요합니다. 이는 소망을 이루는 과정에서 무한한 에너지로 작용합니다.

지혜로운 사람은 노력 없는 결실은 없다는 인과법을 알기에 쉽게 얻으려 하지 않습니다. 또 자신의 일을 하면서, 그것이 중생에게도 이익이 되도록 노력합니다. 인내와 정진과 지혜가 합쳐지는 순간, 인생이 바뀌는 기적이 일어납니다.

5장

빛나는 지혜의 가르침

내 안의 불성을 깨치게 해주는 진리의 말씀

눈을 뜨면
보물창고가 보입니다

프로이드의 잠재의식 이론은 아인슈타인의 상대성 원리, 다윈의 진화론과 함께 근세를 장식한 가장 중요한 개념입니다. 불교적 관점에서 보면 프로이드의 잠재의식은 육근, 육진, 육식, 말라식, 아뢰야식이라 할 수 있습니다.

　최초 인간의 몸은 미세한 수정란에 불과했습니다. 수정란은 어떤 위대한 힘에 의해 눈과 코, 손과 발이 생기게 되고 장기가 만들어져 인간으로 탄생합니다. 수정란 자체가 생명체로 태어나고자 하는 무한한 잠재의식을 가지고 있는 것입니다. 이와 같이 잠재의식은 일정한 각인刻印을 받게 되면 반드시 현실이라는 형식으로 이 세상에 나타나지 않고는 못 배기는 성질을 가지고 있습니다.

간절한 기도뿐

인간의 소망도 마찬가지입니다. 자신의 소망을 달성하기 위해 잠재의식 속에 온전히 각인할 수만 있다면 언젠가 그 일은 이루어질 것입니다. 그러면 어떻게 해야 잠재의식 속에 자신의 꿈과 바람을 새겨 넣을 수 있을까요?

  오직 믿음과 간절한 기도뿐입니다.

  삶의 기본 법칙이 바로 이 믿음입니다. 인생이란 믿음과 기도를 통해 자기의 본성을 발견해가는 긴 여행이라 할 수 있습니다.

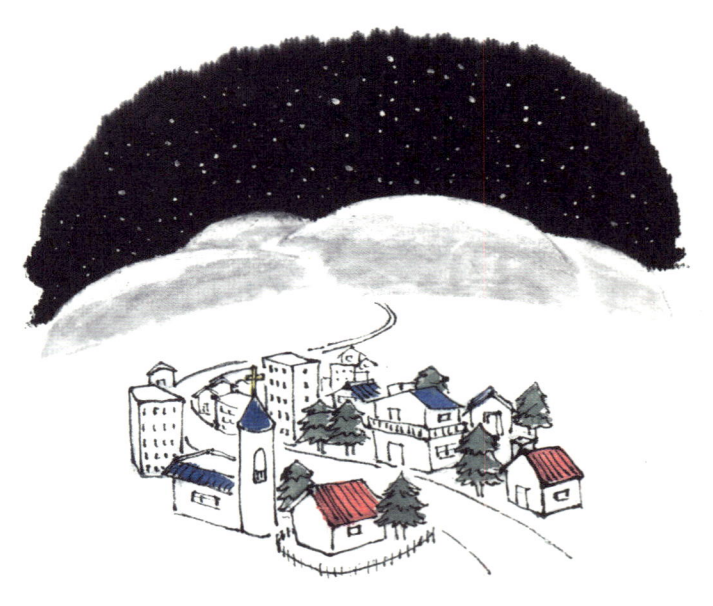

아무리 찾아 헤매도 발견하지 못했다면
그건 '밖'이 아니라 '안'에 있는 겁니다.

내 안에 깃든 더 큰 나

우리의 잠재의식을 표출하는 데는 신앙의 힘이 크게 작용합니다. 불교에서는 모든 사람들에게 '여래덕성如來德性'이라는 본성이 잠재해 있다고 봅니다. 즉 자아 속에 깃든 대아大我를 말하는 것입니다.

여래덕성은 우리의 상처를 감싸고, 공포에 떨고 있는 마음에 평화를 선포하고, 가난과 실패와 비참함의 굴레에서 해방시켜 줍니다. 이는 인간을 더욱 성숙하게 만들고 모든 것으로부터 자유롭게 만들고, 때로는 기적을 일으키기도 합니다. 눈을 뜨고 자기 속에 깃든 엄청난 보물창고를 봐야 합니다. 자신은 이미 부자임을 깨닫게 됩니다.

생명의 샘물은 마르지 않습니다
– 날마다 기도하는 마음으로 일독하세요

내 안엔 생명의 물결이 넘실대고 있습니다.
온갖 것의 원천이며 다함없는 생명의 샘물입니다.
생겨나는 것도 없고 사라지는 것도 없습니다.
그래서 이 생명을 무량광, 무량수라 합니다.
그것은 무한한 빛이며 무한한 시간입니다.
그래서 아미타부처님이라고도 합니다.

생명은 아끼는 것이 아니라 사용하는 것입니다.
생명은 쓰면 고갈되는 것이 아닙니다.
줄어드는 것은 유한한 물질입니다.

생명은 써도 써도 줄어들지 않습니다.

하나의 씨앗에서 싹이 나고
가지가 자라나
큰 나무로 성장하듯
비우고 나누며 베푸는 것은
무한 성장이며 무한 발전입니다.
무한히 베푸는 자는 무한히 성장합니다.
내 안에 고동치는 생명의 힘을 아끼지 마세요.
베풀면 베풀수록, 사용하면 사용 할수록
성장하는 것이 생명입니다.

운동을 할수록 육체의 근육이 자라나듯
생명의 힘을 쏟수록
생명의 근육이 성장합니다.

생명력은 쓰는 만큼 힘을 발휘합니다.
믿고 맡기고 행하면 그 힘이 웅대해집니다.
불신하고 두려워하면 생명이 줄어듭니다.
믿는 대로 되는 것이 생명의 법칙입니다.

생명력은 수학 공식으로 설명되지 않습니다.
쓸수록 자라나고, 베풀수록 쌓이니까요……

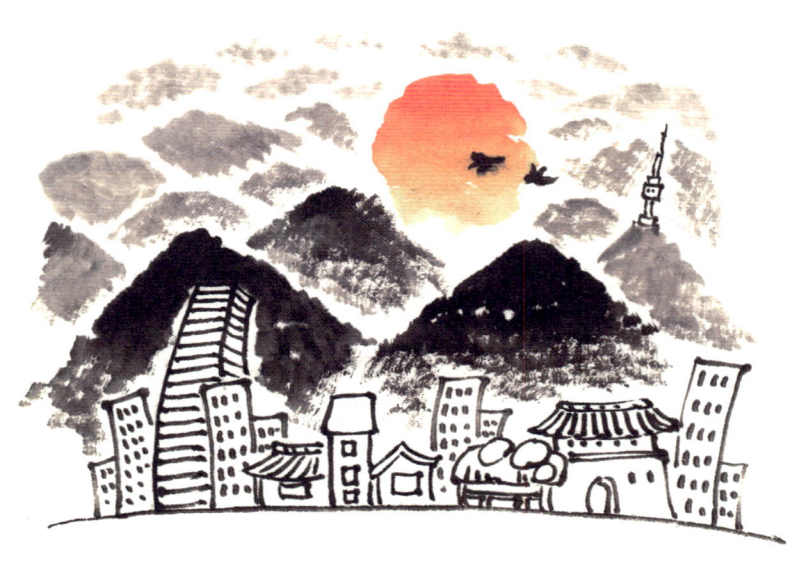

우리의 마음과 생명은 무한입니다.
자신을 유한이라 생각하는 자는
무한의 샘에서 유한만을 퍼내는 것입니다.
생명의 무한한 빛과 힘을 믿고 행할 때
나의 생명력과 부처님의 본원력이 만나
모든 뜻이 이루어지고
진정한 자신과 만나게 됩니다.

닮으려 하면
닮아질 것입니다

여러분은 지금 어떤 삶을 살고 있나요?
자신이 간절히 원했던 삶인가요?
전혀 아니라고요?
글쎄요…… 정말 그럴까요?

오늘의 나를 만든 것

사실 여러분들은 모두 자신이 원한 그대로 살고 있습니다.

단지 그 사실을 깨닫지 못할 뿐입니다. 태어나면서부터 지금까지 해왔던 자신의 생각과 마음이 모두 염원念願이 되어 오늘날의 자신을 만든 것입니다. 의식을 했든, 못 했든 이는 진리입니다.

여러분들의 생각과 마음의 총합이 지금 이 책을 읽고 있는 '여러분'입니다.

거꾸로도 마찬가지

이 진리를 한번 거꾸로 돌려봅시다.

지금 생각을 바꾸고 마음을 바꾸면 지금의 나와는 '다른 나'를 향해 갈 수 있다는 얘깁니다. 지금까지와는 다르게 살아간다는 것이 쉬운 일은 아닐 것입니다. 하지만 '다른 나'를 향해 나아가기 위해 필요한 것은 우리 안에 이미 다 갖춰져 있습니다. 밖에서 찾을 필요가 없습니다.

그대들 몸속에 있건만

부처님은 화엄경에서 이렇게 말씀하셨습니다.

"기이하고 기이하구나…… 여래의 구족한 지혜가 그대들 몸속에 있건만 어찌하여 보지 못하는가? 내 마땅히 저들 중생들을 가르쳐 성스러운 길을 깨달아서 그들로 하여금 뒤바뀐 망상과 속박을 여의게 하리라. 여래의 지혜가 그 몸속에 있어서 부처와 다름이 없음을 깨우쳐 주리라."

불상이 전해주는 말

법당에 가면 진리의 표상인 불상을 만나게 됩니다. 혹자는 불상 앞에 절하는 것을 두고 우상을 숭배한다고 합니다. 여러분도 그렇게 생각하십니까?

법당에 가서 불상을 눈여겨 본 사람들은 부처님의 모습이 아주 다양하다는 것을 깨달았을 것입니다. 32상 80종호의 원만한 인격을 지닌 부처가 너희들에게도 있다는 것을 알려주는 것입니다. 부지런히 마음을 다스리면 복과 지혜가 구족한 원만덕성을 갖출 수 있다는 메시지입니다.

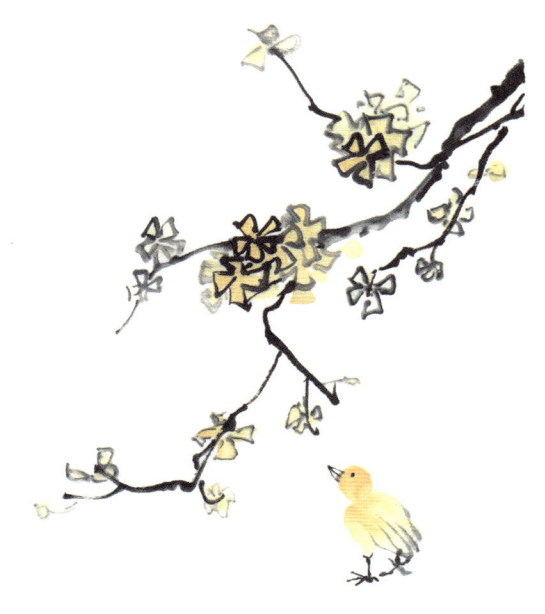

인정하든 인정하지 않든,
지금의 나는 내가 원한 딱 그 모습입니다.

부처를 닮은 '나'

우리는 32가지의 위없는 거룩한 상과 80가지의 가장 잘생긴 모습을 갖춘 부처의 모습으로 자신을 조각하는 장인匠人이 되어야 합니다. 부처를 닮은 '나'로 거듭나야 합니다. 닮으려 하면 닮을 것입니다.

우리 모두가 부처와 같은 인격을 갖추어 나간다면, 지구 전체가 평화와 자비로 가득할 것입니다.

나의 정체는 무엇일까요?

나보다 더 소중한 것은 세상에 없습니다.

나를 위해 먹고, 나를 위해 일하고, 나를 위해 죽기까지 합니다. 그러니 '나'의 정체를 알지 못한다면 인생의 비밀을 풀 수 없습니다.

나는 무엇입니까?

영혼, 육체, 마음, 물질…… 고대로부터 많은 사람들이 풀고자 한 주제입니다. '내 생명은 영혼이다'라고 하면서도 육체의 속박을 벗어날 수 없으며, '내 생명은 육체다'라고 하면서도 알 수 없는 영혼의 세계를 그리워합니다. 세상에 한마디로 정의할 수 있는 것은 많지 않지만, 이 '나'의 정체에 대해서는 명쾌하게 대답할 수 있습니다.

'나'는 '불성'입니다

이 세상 모든 생명들은 불성을 지니고 있습니다. 불성은 나와 여러분이 본래부터 지니고 있는 지혜, 맑고 밝은 지혜 광명을 가리킵니다. 여래와 다를 바 없는 원만구족한 지혜 광명입니다.

부처에게도 중생에게도

달마대사는 이렇게 말했습니다.

"마음을 보면 부처요, 마음을 보지 못하면 중생이다. 그러나 불성은 중생의 마음을 떠나지 않았다. 중생의 마음을 떠나 따로 불성이 있다면 부처가 이제 어느 곳에 있겠는가? 중생의 마음이 곧 불성이다."

중생이란 인간만을 가리키는 것이 아닙니다. 생명 있는 것은 모두 중생이고 모두 불성을 지니고 있습니다. 우리 모두 부처 생명을 타고난 것입니다. 우리에게 마음이 없으면 부처도 될 수 없고 신도 될 수 없습니다. 부처를 그리는 것도 우리의 마음이고 신을 그리는 것도 우리의 마음입니다.

 모든 일의 주체는 마음입니다. 마치 형체를 따르는 그림자처럼 마음은 모든 법의 근본이 됩니다. 마음 안에 깊이 감추어진 불성을 그저 깨닫기만 하면 됩니다. 우리는 저마다 존귀한 생명의 주인임을 깊이 깨달아야 합니다.

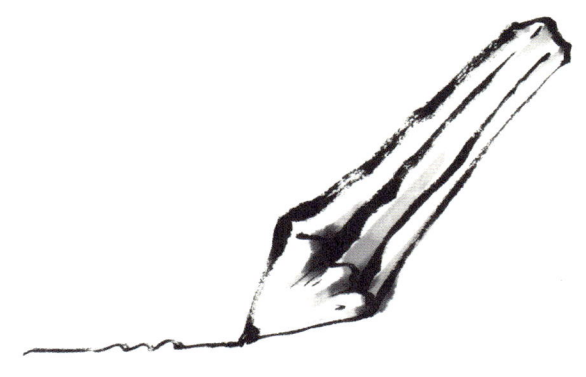

도화지는 하얗습니다.
부처를 그리든 짐승을 그리든 모두 우리 맘입니다.

모르고 짓는 죄가
더 큽니다

어느 날 부처님께 한 제자가 여쭈었습니다.

"모르고 범한 죄와 알고 범한 죄, 어느 편이 더 무겁습니까?"

부처님께서는 제자에게 이렇게 반문하셨습니다.

"불에 달군 젓가락을 모르고 쥐는 것과 알고 쥐는 것, 어느 편이 더 상처를 입겠느냐?"

"모르고 쥔 사람입니다."

부처님께서는 웃으시며 이렇게 말씀하셨습니다.

"그렇지. 모르고 범한 죄가 알고 범한 죄보다 훨씬 큰 것이다."

죄악의 원천

반야지혜를 모르는 무지의 삶은 모든 죄악의 원천이 됩니다. 바르지 못한 생각으로 둘러싸여 있는 사람에겐 진리의 빛이 들어갈 틈이 없습니다. 어둠 속에서 창궐하는 것이 바로 불행, 불화, 괴로움, 질병입니다.

밝고 밝은 반야의 진리를 깨닫게 되면 건강해지고, 성격과 환경, 운명이 좋아집니다. 그래서 부처님은 늘 바른 깨달음을 첫 번째로 꼽았던 것입니다.

매일 해야 할 마음 닦기

우리는 아침마다 이를 닦고 세수를 하지만, 마음을 닦는 데는 소홀합니다. 부처님의 말씀, 진리의 말씀에 비추어 하루하루 마음을 닦아 나가야 합니다. 이는 삼시세끼 밥을 먹는 것보다 더 중요하게 행해야 합니다. 마음을 닦으면 정신이 맑아지고 육체도 건강해지고 일도 잘 되니, 인생살이에 꼭 필요한 마음의 '밥'이라 할 수 있습니다.

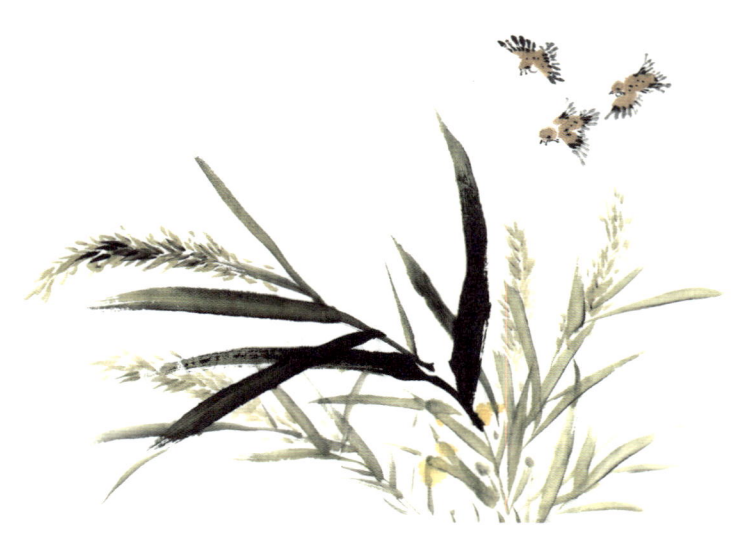

몸은 밥을 먹고 자랍니다.
마음은 '지혜의 말씀'을 먹고 자랍니다.

저주와 증오의 파동

지금 세상은 무서운 생존경쟁과 종교분쟁에 휩싸여 있습니다. 자고 나면 사건사고 소식이 전해집니다. 지옥과도 같은 세상에서 살고 있는 인간의 두뇌는 저주, 증오의 파동을 뿜어냅니다. 그것이 우리의 마음에 감응되어 혼란은 점차 증폭됩니다.

반야의 지혜

이렇다 할 이유도 없이 화가 나고 초초하고 우울하며 불행하게 느껴지는 일이 있을 것입니다. 다른 두뇌에서 송신된 감정 파동을 자신이 수신하고 있기 때문입니다.

여러분 모두 그네를 타보셨지요? 같은 힘이라도 횟수가 거듭되면 더 많이 흔들리게 됩니다. 이러한 원리로 저주, 비애, 증오의 감정은 진폭이 더 커지는 것입니다. 반야의 지혜와 부처님의 말씀으로 마음을 밝혀야 할 때입니다.

자비는 동정이
아닙니다

아마 불교 용어 중 가장 자주 언급되는 말이 자비慈悲 아닐까요? 굳이 불교도가 아니더라도 많이 들어봤고, 많이 쓰는 말일 것입니다. 그런데 정작 그 뜻에 대해 깊이 성찰하는 사람들은 없습니다. 사랑한다는 의미의 자慈와 슬피 여긴다는 비悲, 두 글자로 이루어진 자비에 대해 알아보겠습니다.

자심慈心

자심은 어머니의 마음을 연상하면 쉽게 이해됩니다

내가 지닌 생명력을 아낌없이 나눠주고 상대방을 배려해주는 자애로운 마음, 친절한 마음이니까요.

이렇게 친절을 베풀면 자신도 행복해진다는 것이 중요합니다. 매일 한 번쯤 누군가에게 친절을 베풀고 칭찬을 하십시오. 말 한마디, 행동 하나가 하루를 밝고 기쁘게 만들어줄 것입니다. 남에게 기쁨을 주고, 남의 기쁨을 자신의 기쁨으로 받아들인다면 세상 모든 일이 기쁨일 것입니다.

자심으로 베푼 것은 백배, 천배로 보답할 것입니다

남에게 많이 베푼 사람은 더 많이 거두어들일 것이요, 인색하게 군 사람은 자신이 어려울 때 도움을 받을 수 없을 것입니다.

자비로운 마음으로 남에게 베푼다면 자기가 가지고 있는 본래의 가치가 백배, 천배로 늘어납니다. 남을 위해 내 힘을 더하는 것은 결국 자신의 행복을 위한 것이기 때문입니다. 남에게 주는 것이 많은 사람은 거두어들일 것도 많은 사람입니다. 어려운 일에 빠졌을 때 자기를 돕는 사람이 없다면 평소에 남을 돕지 않은 사람입니다.

자심을 베푸는 일은 결코 거창한 일이 아닙니다

전철에서 자리를 양보해 주는 것도, 희망을 주는 말 한마디를 해주는 것도, 기쁜 마음으로 상대를 칭찬해주는 것도 다 자심입니다. 이런 작은 친절이 상대와 자신을 동시에 행복하게 만들어 줍니다.

    행복이란 마음의 넓이만큼 담을 수 있습니다. 마음이란 그릇이 적으면 행복의 양도 적어집니다. 그러니 자애롭고 친절한 마음으로 마음의 크기를 넓혀야 할 것입니다.

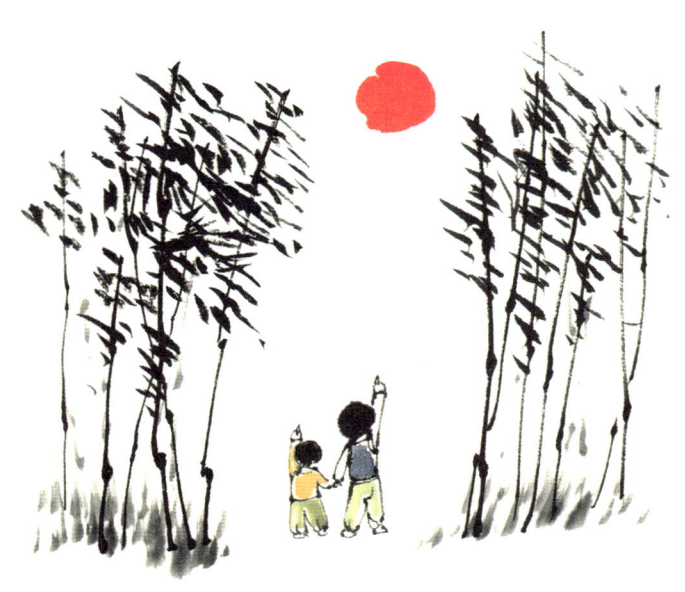

매일 자비심을 행하는 사람,
바로 어머니입니다.
세상 모든 생명을 제 자식 대하듯 하는 것이 자비입니다.

비심悲心

모든 것에 대해 불쌍히 여기는 마음, 측은지심을 말합니다

어머니가 자식에 대해 느끼는 깊은 연민을 떠올려보십시오. 자식에게 혹시 어떤 고통이 있을까 노심초사하는 마음, 차라리 자신이 아팠으면 좋겠다고 느끼는 안타까움이 바로 그것입니다. 남이 아파할 때 같이 아파하고 눈물 흘릴 줄 아는 마음이 바로 비심입니다.

'나'와 '너'를 한 몸으로 보는 것이 보살의 마음입니다

유마거사는 "모든 중생이 앓고 있기에 나 또한 아프다"고 했습니다. 이 한마디가 바로 비심입니다. 사홍서원四弘誓願의 첫 번째가 '모든 중생을 다 제도하겠다'인 것은 부처님의 자비사상을 이어받겠다는 보살의 마음입니다.

자비란 우위에 있는 사람이 자기가 갖고 있는 몫을 조금 나누어 주는 것이라 생각하십니까? 아닙니다. 그것은 동정, 혹은 이기심에 불과합니다. 자비를 베풀어야 하는 이유는 '나'와 '너'가 한몸이기 때문입니다. 나에게 허락된 생명력을 나의 한몸에게 아낌없이 나눠주는 것은 당연한 일입니다.

자신을 다스리는
세 가지 방법

옛날 인도에 왕의 코끼리를 조련하는 사람이 있었는데
어느 날 부처님을 만나게 되었습니다.
부처님이 그에게 물었습니다.
"그대가 코끼리를 다루는 비결이 있는가?"
"입을 무쇠 갈고리에 걸어 거센 성질을 제어하고,
먹이를 적게 주어 함부로 날뛰지 못하게 하고,
몽둥이로 때려 마음을 항복받습니다."
"그렇게 훈련시켜 무엇에 쓰려는 것인가?"
"왕을 태우기 위함입니다. 또한 싸움터에서는
날쌤과 용맹이 필요하기 때문입니다."

그 말을 듣더니 부처님이 말씀하셨습니다.
"나도 세 가지 법으로 사람들을 가르쳤고,
또 나 자신도 그렇게 하여 부처가 되었다.
첫째, 진실한 말로 입을 단속하고
둘째, 단호함으로 몸의 습관을 항복받고
셋째, 지혜로써 마음의 어리석음을 없앴다."

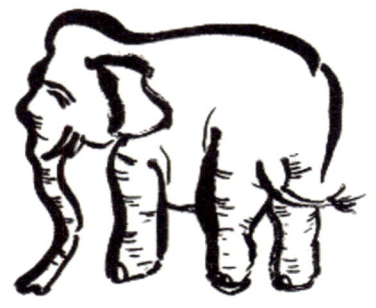

자신 속에 살고 있는 코끼리를 길들이면
부처가 될 수 있습니다

말을 조심하라

우리의 얼굴에 눈이 둘, 귀가 둘, 입이 하나인 이유가 있습니다. 두 개의 눈으로 세상을 바르게 보고, 두 개의 귀로 남의 말을 경청하라는 것입니다. 입은 왜 하나뿐일까요? 말을 조심하라는 뜻입니다.

불교에서는 '입 안에 도끼를 지니고 태어난다'는 말이 전해집니다. 말은 소통을 위해 꼭 필요한 것이지만, 때론 도끼로 돌변해 타인과 자신을 해칠 수 있음을 경계하는 말입니다.

진정한 '몸만들기'를 하라

'몸만들기' 하면 뭐가 생각나시나요? 복근과 S라인이요?

산승은 몸에 익힌 나쁜 습관에서 벗어나는 것이 '몸만들기'라고 생각합니다. 늦잠을 즐기는 몸에 단호히 대처해 잠을 줄여나가는 것, 과식을 원하는 입의 요구를 더 이상 들어주지 않는 것, 쾌락을 탐하는 몸을 절제시키는 것, 모두 몸에 익힌 습관에서 벗어나는 것이요, 진정한 몸만들기입니다.

어리석음을 물리쳐라

　세상에서 가장 다루기 힘든 것이 있다면 우리의 마음일 것입니다. 우리는 남의 작은 잘못에 대해서는 서슬 퍼런 칼날을 들이대고, 자신의 큰 잘못에 대해서는 따뜻한 봄바람이 됩니다. 이러한 행위는 쇠에서 나온 녹이 쇠를 망가뜨리듯 결국 자신을 파멸시키게 됩니다.
　남을 판단하는 잣대로 자신을 판단하면 정직한 사람이 될 것이요, 자신을 판단하는 잣대로 남을 판단하면 자애로운 사람이 될 것입니다.

쉽게 지워지는 사람이 되십시오

분노가 자신을 덮칠 때 사람들은 제각각 다르게 반응합니다.
그 반응에 따라 사람들을 세 부류로 나눌 수 있습니다.

첫째, 바위에 새긴 글씨 같은 사람
둘째, 모래에 새긴 글씨 같은 사람
셋째, 물에 쓴 글씨 같은 사람

편의상 '바위 사람', '모래 사람', '물 사람'이라고 줄여 부르겠습니다.

'바위 사람'은 마치 바위에 새긴 글씨처럼 분노를 오랫동안 품고 있는 사람입니다. 누군가 나에게 서운하게 했거나 손해를 끼쳤다면 아무리 비바람이 불고 파도가 쳐도 쉽게 지워지지 않습니다. 이런 사람은 남들보다 자주 화내고 작은 일에도 분노하는 경향이 있습니다. 옆에서 보기에도 참 딱한 사람입니다.

'모래 사람'은 비록 자주 화를 내지만 그 분노가 모래에 쓴 글씨처럼 오래 가지 않는 사람입니다.

'물 사람'은 욕설이나 언짢은 말을 듣게 되어도, 마음에 자취를 남기지 않고 온화하며 즐거운 기분을 유지하는 사람입니다. 스스로 기쁨과 행복을 만들 줄 아는 것입니다.

고통과 불행에 대해 사람들이 반응하는 방식도 다르지 않습니다.
이미 일어난 불행을 곱씹으며 자신의 신세를 한탄하는 사람은 '바위 사람'입니다. 바위에 새겨진 고통은 쉽게 지워지지 않아 그만큼의 시간 동안 자신에게도 상처로 작용합니다. 이들은 끊임없이 자신을 괴롭히는 불쌍한 사람입니다.

그러면 '모래 사람'은 어떨까요?

아무리 또박또박 써 둔 고통도 '철썩' 하는 파도 한 번에 지워질 테니, 고통의 시간도 짧고 마음의 상처도 얕을 것입니다.

물론 가장 좋은 것은 '물 사람'입니다. 불행한 일을 당해도 스스로 그 고통에서 벗어나고자 노력하므로, 그들에겐 반드시 행복이 찾아오게 되어 있습니다.

물고기는 물속을 헤엄치지만 물속에 흔적을 남기지 않고, 새는 허공을 날지만 허공에 날갯짓을 새기지 않습니다.

분노든 고통이든 불행이든 마음속에 흔적을 남기지 마십시오.

여러분은 이미 답을 알고 있습니다.
머릿속에, 마음속에 있는 답을 꺼내기만 하면 되는데
그럴 생각조차 못할 뿐입니다.

스님의 말씀

모든 중생이 건강하기를
모든 생명이 행복하기를

불가의 건강 지혜는 2,600년 전, 석가모니 부처님 제세 시까지 거슬러 올라갑니다. 사성제四聖諦의 첫 번째가 고제苦諦로서 인생 팔고八苦를 말씀하신 가운데 병고病苦에 큰 비중을 두셨습니다.

유교경에는 '나는 어진 의원과 같아서 다만 병을 알고 약을 말할 뿐이니, 먹고 먹지 않는 것은 의원의 허물이 아니다'라는 말씀이 나옵니다. 진리에 대한 실천 여부를 설하신 내용이지만 사실 인간 고통에 대해서도 똑같이 해당되는 말입니다.

또 부처님께서는 인간이 복을 짓는 데는 간병이 첫째라 하시고 '부귀한 사람이 되고자 하면 팔복전八福田 중에 병든 이를 잘 간호하라'고도 하셨습니다. 인간에게 질병이 얼마나 고통스러운 것인지 잘 알 수 있는 대목입니다. 굳이 부처님의 말씀을 인용할 필요도 없이 우리 주변에서 많이 겪는 상황들입니다. 질병은 앓고 있는 당사자나 지켜보는 사람이나 심신이 괴롭고 고통스럽기는 매한가지입니다. 오죽하면 '긴 병에 효자 없다'는 속담까지 나왔겠습니까?

산승이 육지장사 '템플스테이'를 시작하면서 건강 문제를 중점적으로 다루게 된 것도 위와 같은 이유에서입니다. 이 책은 건강 템플 스테이를 진행하면서 강의하거나 질문에 대답한 내용을 차곡차곡 모은 것입니다.

이 책이 나오기까지 애써주신 고려원북스 관계자 분들께 깊은 감사의 말씀을 전합니다.

■ **(주)고려원북스**는 우리들의 가슴속에 영원히 남을 지혜가 넘치는 좋은 책을 만들겠습니다.

지원스님의 100세 건강법

초판 1쇄 | 2014년 10월 15일
　　3쇄 | 2014년 12월 1일

지은이 | 지원스님
펴낸이 | 설응도
펴낸곳 | (주)고려원북스

편집장 | 김지현
책임편집 | 안은주
마케팅 | 김홍석
경영지원 | 설효섭

출판등록 | 2004년 5월 6일(제16-3336호)
주소 | 서울시 서초구 서초중앙로29길 26 (반포동) 낙강빌딩 2층
전화번호 | 02-466-1207
팩스번호 | 02-466-1301

Copyright©Koreaonebooks, Inc.
이 책의 저작권은 저자와 출판사에 있습니다. 서면에 의한 저자와 출판사의 허락 없이
책의 전부 또는 일부 내용을 사용할 수 없습니다.

ISBN : 978-89-94543-66-6 13510

잘못 만들어진 책은 구입처나 본사에서 교환해 드립니다.